OSERAI-JE EN PARLER ?

NAOMI WATTS

OSERAI-JE EN PARLER ?

Traduit de l'anglais (États-Unis) par Edwin Sharpe

Tout ce que
j'aurais voulu
savoir sur la
menopause

Michel Lafon

14, boulevard de la Madeleine
75008 Paris
www.michel-lafon.fr

Pour les femmes qui ont traversé la ménopause sans personne à qui parler. Et pour les prochaines générations, afin qu'elles puissent bénéficier d'un plus grand soutien.

SOMMAIRE

PRÉFACE

J'ai rencontré Naomi Watts pour la première fois lorsque j'ai été invitée à participer au lancement de Stripes Beauty, sa société qui propose des produits et une formation pour aider les femmes pendant la ménopause.

À l'époque, je traitais exclusivement des patientes ménopausées dans ma propre clinique depuis environ dix-huit ans. J'avais remarqué la lente prise de conscience des femmes, leurs recherches pour faire face aux changements de leurs corps, leur désir de prendre soin d'elles-mêmes. J'ai toujours admiré le travail de Naomi en tant qu'actrice et sa démarche – aider les femmes ménopausées à traverser cette période – m'intéressait. Aujourd'hui, j'ai l'honneur de vous présenter son livre merveilleux et oh combien important !

Quand je l'ai rencontrée, j'ai immédiatement ressenti de l'admiration à la voir partager sans fard son expérience de la périménopause et de la fertilité. C'est grâce à ce vecu qu'elle a ressenti le besoin de créer une communauté afin que les femmes soient préparées à ces bouleversement. Comme moi, elle est convaincue que nous ne devrions pas être laissées sans défense face aux défis de la transition ménopausique.

Naomi est une spécialiste de la ménopause et de l'information qu'elle a elle-même trouvée utile, et elle soutient les autres femmes avec compassion. Lorsque, en 2022, elle a commencé à participer à des congrès sur la ménopause avec The Swell, une communauté conçue pour aider les femmes à réimaginer leur façon de vieillir, j'ai été ravie d'être face à un public enthousiaste et intéressé. Ces rencontres m'ont également permis d'apprendre énormément de choses sur moi-même, m'ont donné accès aux progrès de la science et des soins de la ménopause, et m'ont conduite à une tribu de médecins partageant les mêmes idées et qui révolutionnent la façon dont nous traitons, étudions et pensons la ménopause.

La nouvelle prise de conscience autour de la ménopause a pris de l'ampleur en grande partie grâce à des femmes comme Naomi, qui ont eu le courage de se lever et de dire : « Je ne vais plus garder le silence sur mon expérience ». Pour Naomi, s'exprimer en tant qu'actrice hollywoodienne célèbre comportait le risque supplémentaire d'être ostracisée par Hollywood, un espace qui met régulièrement à l'écart les femmes qui ose parler ouvertement des discriminations que subissent les femmes. Mais cette aura de glamour hollywoodien nous a aidé à effacer les stigmates de la ménopause et même à en faire quelque chose de cool.

Pour de nombreuses femmes, la ménopause entraîne des changements inattendus dans tous les domaines, de la qualité de la peau et des cheveux à la santé sexuelle, en passant par les sautes d'humeur et les troubles de la mémoire. Ce dont la femme au milieu (ou à peu près) de sa vie a besoin lorsqu'elle est confrontée à ces problèmes, c'est d'un soutien, qui peut prendre la forme d'un médecin qui l'écoute enfin ou d'une amie qui vit la même chose qu'elle. En étant transparente sur sa propre expérience et celle de ses amies, Naomi valide celle des autres femmes et leur permet de se sentir moins seules.

Mais elle va encore plus loin dans son engagement. Pour son livre, Naomi s'est entretenue avec certains des meilleurs spécialistes de la ménopause du pays. Leurs perspectives cliniques soutiennent intelligemment les expériences vécues par les femmes en transition ménopausique et fournissent également des conseils pratiques.

Depuis des années, Naomi partage son histoire et ses connaissances lors d'évènements restreints. Avec *Oserai-je le dire ?*, son courage, son honnêteté et son humour apporteront réconfort et encouragement aux femmes du monde entier. Je félicite Naomi d'avoir consacré ces pages à un récit aussi franc et sage.

Docteur Mary Claire Haver

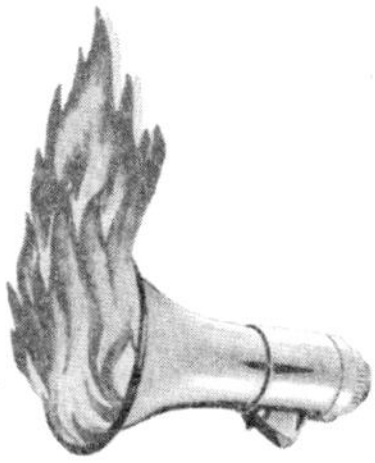

INTRODUCTION

Qu'est-ce que la ménopause ?

« Il semble que vous soyez proche de la ménopause », m'a dit mon médecin alors que j'avais trente-six ans et que je me demandais pourquoi j'avais tant de mal à tomber enceinte.

J'ai failli tomber de la table d'examen.

« Qu'est-ce que vous voulez dire ? ai-je répliqué, à bout de souffle. Proche de la ménopause ? Mais la ménopause, c'est pour les grands-mères ! Je ne suis même pas encore mère ! Et d'ailleurs, c'est pour ça que je suis ici, pour devenir mère ! Retirez ce que vous venez de dire ! » J'essayais de plaisanter, mais en réalité, j'étais terrifiée à l'idée que ce soit la fin de mon rêve d'avoir des enfants.

Assise là, choquée et pleine de reproches envers moi-même, je me suis souvenue que ma mère m'avait dit un jour qu'elle était entrée en ménopause à quarante-cinq ans – mais quarante-cinq ans me semblaient encore bien loin de mes trente-six ans ! Et, pour être honnête, je ne savais même pas vraiment ce que signifiait la ménopause – sinon probablement la fin de ma carrière d'actrice, qui avait commencé bien plus tard que la normale. Quand j'ai atteint la trentaine, les gens ont commencé à me dire que bientôt je ne pourrais plus jouer le rôle principal. Était-ce la fin dont on m'avait parlé ? J'ai supplié le médecin de m'en dire plus.

Il m'a expliqué que techniquement, la ménopause ne représentait qu'une seule journée – le jour où cela fait un an que vous avez eu vos dernières règles. Cela arrive en moyenne à l'âge de cinquante et un ans, et pendant les années qui précèdent la ménopause – durant la phase maintenant appelée « périménopause » – on peut ressentir une multitude de symptômes liés à la baisse des œstrogènes : sueurs nocturnes, cycles imprévisibles, sautes d'humeur et prise de poids, parmi les plus courants. (Petit clin d'œil à l'utilisation relativement récente du terme « périménopause » qui, selon l'*Oxford English Dictionary,* a fait son apparition au début des années 1930 ; le terme « ménopause » remonte à 1821, inventé par un médecin français nommé Charles-Pierre-Louis de Gardanne. Il était grand temps d'élargir notre vocabulaire !)

Je souffrais de sueurs nocturnes depuis un moment, mais aucun des nombreux médecins que j'avais consultés – je devais passer un examen médical à chaque fois que je commençais un nouveau film – ne s'en était préoccupé. Vous savez, quand vous allez chez le médecin et que vous devez remplir des questionnaires avec des centaines de questions ? Pendant des années, j'ai coché « sueurs nocturnes ». À chaque fois, on me disait que c'était le stress, mon syndrome prémenstruel ou une réaction allergique à quelque chose que j'avais mangé ou bu – peut-être les sulfites dans le vin ? Et j'acceptais ces explications, car j'étais souvent fatiguée ou stressée par des tournages exigeants ou des voyages à travers le monde pour la promotion de mes films.

Autour de trente-cinq ans, mes cycles ont commencé à se rapprocher, parfois tous les quinze à dix-huit jours. Je trouvais cela étrange. Pourtant, il ne m'est jamais venu à l'esprit que cela pouvait être lié à la ménopause. Mais là, assise dans le cabinet du médecin, j'apprenais que mes règles irrégulières et mes sueurs nocturnes étaient en réalité des symptômes de la périménopause, et que leur cause n'avait rien à voir avec mes tournages nocturnes ou un verre de vin.

La réalité m'a rattrapée d'un coup quand je suis sortie du cabinet : mes règles allaient bientôt s'arrêter, et avec elles, tout espoir de concevoir disparaîtrait. J'ai pensé appeler ma mère. J'aurais commencé la conversation de manière tendre et aimante, pleine de compassion pour ce qu'elle avait enduré en tant que femme de sa génération : « Pourquoi tu ne m'as rien dit, maman ? » Pourquoi ne m'avait-elle pas parlé davantage de cette transition inévitable ?

J'ai finalement eu l'occasion de lui poser la question sur sa propre expérience.

« Mes règles ont disparu petit à petit, m'a-t-elle dit. J'ai eu de violentes sautes d'humeur pendant longtemps, quelques années de symptômes, mais après quarante-cinq ans, tout était fini, et voilà ! »

J'étais choquée d'avoir vécu si longtemps sans savoir tout ça.

« Je pense que je n'ai pas eu ces conversations avec toi parce que ma mère ne les a jamais eues avec moi », a-t-elle ajouté.

C'est absurde que quelque chose d'aussi courant soit aussi tabou. Et pourquoi n'avais-je jamais entendu, moi, une personne relativement ouverte et qui faisait des examens médicaux régulièrement : « Attention, voici les détails sur ce qui va vous arriver dans les prochaines années et à quoi cela pourrait ressembler. »

Est-ce que la ménopause est un sujet silencieux parce que les femmes ont l'impression que ces choses sont censées être douloureuses ?

La Dr Sharon Malone, gynécologue-obstétricienne établie à Washington DC, et directrice médicale chez Alloy Women's Health, ainsi qu'une des plus grandes spécialistes de la ménopause aux États-Unis, m'a dit : « Je pense que l'une des choses que nous devons comprendre en tant que femmes – et des études l'ont confirmé à maintes reprises –, c'est que nous avons normalisé la souffrance comme faisant partie de la condition féminine. Nous souffrons de crampes menstruelles, nous souffrons lors de l'accouchement, nous souffrons du syndrome prémenstruel. La condition féminine a tellement été sous-étudiée, parce que la souffrance est considérée comme normale. On pense que les femmes exagèrent, qu'elles sont hystériques, que tout est dans leur tête. Cette perception malheureuse est encore trop courante dans le domaine médical. Les femmes ont encore l'impression de ne pas être entendues, de ne pas être vues, et de ne pas être crues. Et c'est bien ça le problème. »

La prise de conscience autour de la ménopause aide les femmes à obtenir de meilleurs traitements, mais le manque d'informations peut être accablant. Il y a quelques années, mes enfants m'ont entendue parler de ma ménopause. J'étais curieuse de savoir ce qu'ils avaient retenu, alors je leur ai demandé ce qu'ils savaient sur le sujet. Auraient-ils quelque chose à dire sur cette transition vers une nouvelle étape de la vie, sur les anciennes sages des villages ou sur le fait qu'Helen Mirren n'est devenue célèbre qu'à un âge avancé ?

« C'est pas quand tu fais pipi au lit ? » a dit l'un.

« C'est quand les vieilles dames meurent ? a deviné l'autre. Tu es en train de mourir ? »

« Non ! » me suis-je exclamée. Puis j'ai pensé : *Eh bien, je crois que nous sommes tous en train de mourir, non ?* Et j'ai commencé à donner des explications maladroites : « Enfin, oui, mais non, mais… »

Si l'histoire de nos vies fertiles est une aventure qui commence par la puberté et se termine par la ménopause, pourquoi si peu de gens parlent-ils de la fin de cette odyssée et de ce qui vient ensuite ? Pourquoi la ménopause n'est-elle pas abordée dans les cours d'éducation sexuelle ou dans les conseils prénuptiaux, ou dans aucune des conversations nous préparant aux défis à venir de la vie ? Ne serait-ce qu'un petit avertissement lors des premières règles : « Félicitations ! Vous commencez un voyage de fertilité au cours duquel vous pourrez ou non concevoir des enfants. La fertilité atteint son pic dans la vingtaine, puis commence à décliner, plus rapidement après trente-cinq ans. Votre cycle se termine en moyenne à cinquante et un ans, peut-être beaucoup plus tôt. Soyez préparée. »

Tant de médecins m'ont dit depuis qu'ils assistaient à une épidémie de femmes mal diagnostiquées, qu'on traite pour tout et n'importe quoi, de la fibromyalgie à la fatigue chronique en passant par le syndrome du côlon irritable ou la dépression, alors qu'en réalité, elles sont simplement en périménopause.

Il y a quelques années, je me suis retrouvée à essayer d'expliquer tout cela à une amie plus jeune que moi. Avec la passion digne d'une tragédie grecque, je l'ai avertie de ne pas ignorer les symptômes ou de ne pas minimiser les problèmes de santé, et de vérifier qu'il ne s'agissait pas de la ménopause avant de se lancer dans des tests plus avancés.

« C'est fou qu'il y ait si peu d'informations là-dessus ! me suis-je exclamée. Pourquoi est-ce que ça devrait être un secret ? On devrait partager notre savoir, parler de nos expériences pour trouver d'autres solutions. Pourquoi n'y a-t-il pas un genre de manuel ? »

« Je pourrais lire un livre là-dessus, m'a-t-elle répondu. Tu devrais l'écrire. »

J'ai résisté à son conseil pendant longtemps. J'étais terrifiée. Sans oublier que je ne savais absolument rien, si ce n'est que l'échéance approchait à grands pas. Depuis mes débuts au cinéma, on m'avait avertie que parler de son âge – sauf si vous aviez vingt-trois ans ou moins – serait un suicide professionnel. On m'avait dit que je ne travaillerais plus jamais si je parlais de ma ménopause ou périménopause. Le terme charmant qu'Hollywood réservait à ces femmes était « invendables ».

Chaque année, deux millions de femmes américaines entrent en ménopause. Presque six mille femmes par jour. Un milliard de femmes ménopausées dans le monde. Et pourtant, je me sentais complètement seule. Ce manque d'informations a causé de la honte et de la peur, et a failli me coûter la chance de devenir mère. Le fait est que je présentais des symptômes de la périménopause depuis un certain temps, mais personne ne m'avait jamais prévenue que cela pouvait être ça. Alors que ça devrait être automatique pour un médecin de mentionner la ménopause quand une femme vient lui parler de sueurs nocturnes ou d'insomnies.

Je comprends en partie pourquoi les médecins hésitent à ouvrir cette conversation. Après quelques années passées dans cet univers et à parler directement avec eux, j'ai compris à quel point ils ont peu de temps pour aborder un sujet aussi difficile. S'ils n'ont que quinze minutes avec un patient, pourquoi voudraient-ils lâcher une bombe ? J'aurais probablement giflé mon propre médecin s'il n'avait pas été si terriblement séduisant ! Pourquoi ne pas simplement faire le test de Pap[1] ou la prise de sang et, si la femme est bouleversée, lui prescrire des antidépresseurs ou des somnifères ? Repousser la conversation sur la ménopause à un autre jour, et avec un peu de chance, la refiler à un autre médecin !

Il est indéniable que les femmes dans la quarantaine et la cinquantaine ont été malmenées par le système médical, avec des conséquences réelles sur leur bien-être, même si nous assistons aujourd'hui à un mouvement bienvenu qui accorde plus d'attention à la ménopause et aux traitements possibles. Je parlerai de la façon dont l'hormonothérapie (également connue sous le nom de THS ou traitement hormonal substitutif) m'a aidée.

Je pense qu'il faut se demander d'où vient ce long silence. La misogynie, le patriarcat et l'âgisme ? Notre peur de déranger ? Mais pourquoi, nous, les femmes, sommes convaincues de ne jamais avoir besoin d'aide ?

---

1. Un test Pap (pour Papanicolaou), ou un frottis cervico-vaginal, est un test relativement simple qui peut vous protéger contre un cancer du col de l'utérus (Toutes les notes sont de l'éditeur).

Quelle découverte radicale ce fut de comprendre tout ce que j'avais passé sous silence à cause du sexisme ! J'ai compris que nous n'avons pas besoin de plaire à tout le monde ni de rendre les choses faciles pour les autres en permanence. Nous pouvons prendre de la place. Nous pouvons dire ce dont nous avons besoin. Nous pouvons nous affirmer !

J'ai aussi compris qu'il n'y a rien de plus sexy qu'une femme qui sait ce qu'elle veut. Les relations humaines, au travail comme à la maison – et dans le cabinet du médecin –, nécessitent de la communication. Nous pouvons parler sans honte des détails de la ménopause – comment la gérer, quels en sont les symptômes, et pas seulement dire : « Oh, vous pourriez ressentir une sensation de chaleur à un moment donné », mais aussi des symptômes plus troublants. Je ne savais pas que ma peau deviendrait si sèche, ou que les infections urinaires et les problèmes digestifs seraient fréquents, ou qu'il y avait une longue liste d'autres problèmes liés à ce changement. Je cherchais désespérément des informations sur la ménopause, et personne à Hollywood n'en parlait. Nous faisions tous comme si, entre les années de séduction et les rôles de grands-mères, les femmes disparaissaient… je ne sais pas, dans le néant ?

J'étais de plus en plus en colère jusqu'à ce que je n'en ai plus rien à faire des conséquences potentielles sur ma carrière. Bon sang, si j'avais besoin d'informations, d'autres en avaient probablement besoin aussi ! Et à ce stade, j'étais ménopausée depuis une décennie, alors je me suis dit que peut-être, juste peut-être, je pourrais offrir quelque chose à celles qui entraient dans cette période de leur vie.

En octobre 2022, j'ai fondé une entreprise appelée Stripes Beauty en espérant répondre à différents besoins des femmes de mon âge (par exemple, en proposant un lubrifiant appelé Play Oil et un fluide hydratant intensif pour aider à la perte d'hydratation qui accompagne le vieillissement). Les trois piliers de Stripes Beauty sont l'éducation sur la ménopause, la communauté et des solutions allant du cuir chevelu jusqu'aux parties intimes. J'ai donc commencé à travailler sur ce livre avec le même objectif : partager tout ce que j'ai appris sur la ménopause. Je voudrais qu'il devienne le guide que j'aurais aimé avoir lorsque je suis sortie du cabinet de ce médecin, effondrée et terrifiée.

J'ai écrit ce livre pour toutes celles qui traversent la ménopause et essaient de comprendre ce qui leur arrive, et pour toutes celles qui veulent être bien préparées pour ne pas être prises de court comme je l'ai été. J'ai toujours évité de parler trop fort. Mais la conversation sur la ménopause nécessite que nous soyons honnêtes, bruyantes et, oserais-je dire, un peu impolies. Rhooo !

L'une des choses les plus drôles qui me soient arrivées depuis que je parle publiquement de ménopause, c'est que des stars que je connais à peine m'envoient régulièrement des messages pour me dire qu'elles sont en ménopause. Comme si j'étais un confessionnal, ou l'oreille compatissante d'Hollywood. Mais j'adore ça ! Je les accueille dans notre club et leur envoie des contacts de médecins ou autres ressources, et parfois elles ont juste besoin de quelqu'un pour les écouter sans jugement. Dans ce livre, je vous confierai tout ce que je leur dis, et avec assez de détails pour vous épargner toutes les recherches que j'ai dû faire en tâtonnant lors de cette transition.

Je ne suis pas médecin (je n'en ai même jamais joué un dans un film, bien que j'aie joué le rôle d'une sage-femme une fois), mais j'en connais beaucoup depuis que j'ai commencé à parler ouvertement de la ménopause. Je me suis toujours considérée comme quelqu'un qui sait mettre les bonnes personnes en relation, que ce soit pour organiser un dîner, produire un film ou organiser un tournoi de pickleball (oui, même ça !). Je fais confiance à mon instinct quand il s'agit d'identifier les talents.

Et c'est ce que j'ai fait ici. Pour vous offrir les informations les plus récentes et les histoires les plus inspirantes, j'ai réuni des experts brillants – gynécologues, psychologues, dermatologues – et un groupe de femmes fascinantes ayant des histoires à raconter sur la ménopause, que ce soit une amie dans la soixantaine qui découvre le plaisir sexuel ou une femme de quarante ans qui a fait une crise de panique en direct à la télévision.

Comment faire de cette transition la période la plus stimulante et excitante de nos vies en tant que femmes ? Car finalement, c'est à cet âge-là, à ce moment-là, que nous avons l'expérience de notre travail, de nos relations et de nos corps pour savoir ce que nous avons à offrir au monde. Nous n'avons besoin de la permission de personne. Tout ce qu'il nous faut, ce sont les outils et les informations pour entrer avec confiance dans cette période puissante et joyeuse qui nous attend.

Chapitre 1

LA ZONE D'INCONFORT

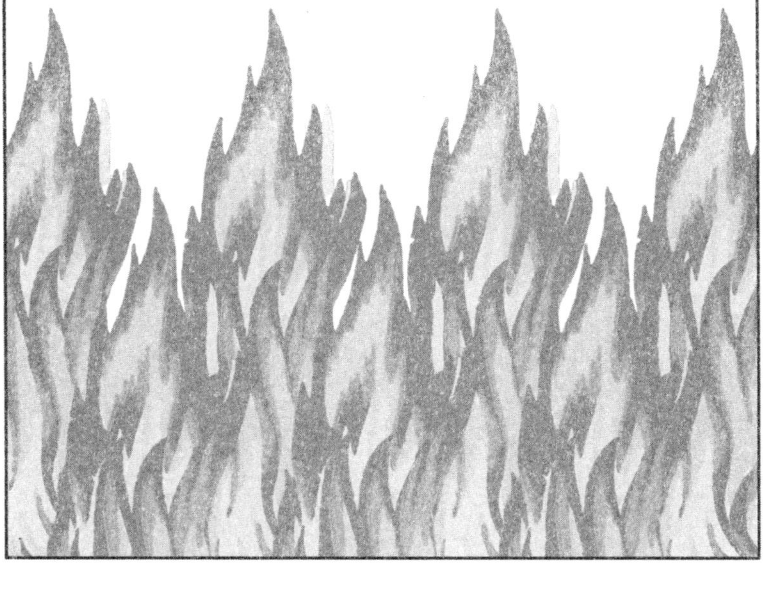

C'est à quarante-deux ans, peu après la naissance de mon deuxième bébé, que les symptômes de la ménopause sont devenus très intenses. Le pire, c'étaient les sueurs nocturnes, mais j'avais aussi des bouffées de chaleur pendant la journée.

Une fois, j'étais dans un avion, assise au milieu, quand une bouffée de chaleur a commencé. J'ai eu l'impression d'étouffer. La chaleur était écrasante, mais c'était moins une sensation de chaud qu'un sentiment de honte accablant. J'étais envahie par une seule pensée : *Je dois sortir d'ici tout de suite* ! Mais j'étais assise au milieu, et j'avais déjà été aux toilettes plusieurs fois – au grand désarroi de mon voisin –, alors je me suis résignée à attendre que ça passe. S'il y avait eu un bouton « éjection », je l'aurais pressé immédiatement, après avoir fait un doigt d'honneur au type assis dans l'allée.

Une autre fois, j'étais en voyage sur un grand bateau dans l'océan Pacifique avec des amis. C'était une des premières fois que je m'échappais, après avoir tenté d'organiser des vacances avec mes enfants. J'étais ravie d'être sur l'eau dans une tenue d'été mignonne, me rappelant qui j'étais avant d'avoir un bébé constamment attaché à ma hanche. Soudain, je fus trempée. Mes vêtements étaient très légers, pourtant il fallait absolument que je me déshabille et que je plonge dans l'océan ! Même si le bateau naviguait dans des eaux infestées de requins, je pensais : *Je dois me jeter dans l'eau fraîche immédiatement.*

« C'est l'année où tout a commencé à aller de travers », m'a confié une femme. Elle souffrait des symptômes vasomoteurs classiques liés à la dilatation et à la contraction des vaisseaux sanguins (bouffées de chaleur, sueurs nocturnes, palpitations cardiaques), mais elle avait aussi commencé à sentir d'autres changements dans son corps : sautes d'humeur, y compris dépression, anxiété, irritabilité et colère ; sa peau est devenue sèche et grasse à la fois ; troubles du sommeil ; perte de cheveux accompagnée, de manière cruelle, de pilosité faciale ; sécheresse vaginale et problèmes sexuels associés ; perte de libido ; migraines ; brouillard cérébral ; infections urinaires ; troubles gastro-intestinaux ; incontinence ; et même des bourdonnements d'oreilles. Il lui a fallu du temps, à elle et aux médecins, pour comprendre que tous ces symptômes étaient liés à la ménopause.

Le phénomène le plus souvent associé à la ménopause est appelé « bouffées de chaleur ». Elles peuvent être l'un des symptômes les plus gênants à gérer, surtout parce qu'elles semblent survenir aux moments les moins opportuns, souvent déclenchées par le stress.

Mon amie Sarah m'a décrit ses bouffées de chaleur ainsi : « Je passais la nuit à me tourner dans tous les sens dans mon lit, à toucher les draps, m'émerveillant presque de leur chaleur. C'est différent de simplement avoir très chaud en été. Elles sont si intenses et soudaines. Je me sens bien… je me sens bien… et tout à coup, oh mon Dieu, donnez-moi un ventilateur ! Jetez-moi de la glace ! Peu importe si je suis complètement nue en public ! » Elle a résumé la ménopause ainsi : « C'est le moment où on a envie d'arracher ses vêtements en plein milieu de la visite d'une université. »

Je ne compte plus le nombre de femmes à qui j'ai parlé, qui, en pleine réunion professionnelle ou au milieu d'une conversation difficile avec un partenaire, se retrouvent soudain à transpirer abondamment, avec la sensation d'être en plein cours de yoga Bikram alors que tout le monde autour d'elles semble parfaitement à l'aise. La première fois que j'ai eu une bouffée de chaleur, j'ai pensé : *Qui a monté le chauffage ?* Comme lorsque vous n'arrivez pas à fermer votre pantalon et que vous êtes sûre que la machine à laver l'a rétréci.

Mes sueurs nocturnes étaient fréquentes, même si, en temps normal, je devais m'épuiser à l'exercice pour transpirer. Même maintenant, malgré l'hormonothérapie, il m'arrive encore de me réveiller couverte de sueur, comme si j'avais passé la nuit devant un barbecue. (Des dermatologues m'ont dit que de plus en plus de femmes d'âge mûr viennent dans leur cabinet pour se faire injecter du Botox sous les bras afin d'arrêter la transpiration excessive !)

Une de mes maquilleuses m'a raconté la première fois qu'elle a assisté à la bouffée de chaleur de l'une de ses clientes : « Une actrice était assise sur ma chaise de maquillage et s'est exclamée : "Oh, mon Dieu, ça vient. Ça vient !" Je lui ai demandé : "De quoi tu parles ? Qu'est-ce qui arrive ?" Et elle m'a dit : "Regarde mon visage." Soudain, sa peau est devenue rouge, et des perles de sueur sont apparues sur sa lèvre supérieure. Elle jouait le rôle principal et portait des vêtements sexy. On lui a apporté de l'eau glacée et on a mis des compresses froides sur son visage jusqu'à ce que ça se calme. »

Les bouffées de chaleur sont causées par des fluctuations hormonales. Le thermostat interne du corps est déstabilisé par la diminution d'œstrogènes, ce qui envoie un signal indiquant qu'il fait trop chaud. Le corps réagit en ouvrant les vaisseaux sanguins, provoquant transpiration et rougeur, généralement pendant quelques minutes intenses.

Il existe des moyens simples et raisonnables pour lutter contre les bouffées de chaleur. Quelques astuces évidentes : superposez vos vêtements pour pouvoir les enlever rapidement quand une bouffée de chaleur surgit, et utilisez des tissus respirants. Assurez-vous de dormir suffisamment et de boire de l'eau. Surveillez ce qui les déclenche et essayez d'éviter les aliments ou boissons qui provoquent des bouffées de chaleur, comme la nourriture épicée, l'alcool ou la caféine (en gros, tout ce qui est sympa). Buvez de l'eau glacée ou appliquez une poche de glace sur votre nuque si vous sentez une bouffée de chaleur arriver. Une de mes amies ne se déplace jamais sans son ventilateur portable qui ressemble à un casque audio. Je sais ce que vous pensez : aucun ventilateur ou poche de glace ne peut me sauver d'une bouffée de chaleur.

Le médicament contre les bouffées de chaleur, le Veozah, est encore assez nouveau à l'heure où j'écris ces lignes, et il est cher, mais il est maintenant prescrit, notamment pour les femmes qui souhaitent éviter de prendre des hormones. Personnellement, je préfère attendre qu'on ait davantage de données sur ce médicament, mais je suis contente de voir que de nouveaux traitements sont développés en réponse aux besoins des femmes. Cependant, un médicament pour les bouffées de chaleur ne traite qu'un seul symptôme, et les bouffées de chaleur ne sont que la partie la plus visible d'un ensemble de symptômes liés à la ménopause.

« Les bouffées de chaleur ne sont vraiment que la partie émergée de l'iceberg », m'a dit la Dr Sharon Malone. (Un clin d'œil ironique, car il n'y a rien de frais ici !) « Nous traitons les bouffées de chaleur, car nous avons découvert qu'elles sont les indicateurs d'un risque accru de maladies cardiovasculaires et peuvent être également un facteur de risque pour la maladie d'Alzheimer.

« Les femmes qui souffrent de bouffées de chaleur sont également plus susceptibles de voir leur sommeil perturbé. Et un sommeil perturbé peut entraîner maladies cardiovasculaires, dépression, irritabilité, et même une prise de poids. Alors, même si nous en rions, les bouffées de chaleur sont le signe avant-coureur de problèmes de santé plus graves et qui peuvent apparaître après la ménopause. Les femmes doivent comprendre que ces symptômes ne sont ni bénins ni drôles. »

Avant d'entrer en ménopause, je ne savais pas qu'il y avait d'autres symptômes à part les bouffées de chaleur, les sueurs nocturnes et les sautes d'humeur. Mais il se trouve que, pendant des années, j'ai souffert de terribles migraines. Elles duraient trois jours, toujours situées derrière mon œil gauche. Parfois, ce n'était qu'une douleur sourde ; d'autres fois c'était complètement handicapant, et la douleur pouvait être déclenchée par n'importe quoi : trop de vin ou de sucre, évidemment, mais aussi le manque d'eau ou de sommeil. Je ne pouvais pas prendre trois jours loin des enfants ou du travail pour me reposer, mais parfois, si je ne prenais pas les bons médicaments dès les premiers signes d'une migraine, elle durait trois jours. Alors je faisais avec, mais c'était dur. Jamais personne ne m'a dit qu'elles pouvaient être liées à la ménopause.

Juste au moment où les migraines se sont améliorées, j'ai commencé à avoir des infections urinaires à répétition. Je devais donc prendre des antibiotiques, qui à leur tour causaient des problèmes gastro-intestinaux. Je suis allée voir mon médecin, qui m'a conseillé de prendre du Metamucil[2] et de boire beaucoup d'eau. C'est tout. Il ne m'a jamais dit : « C'est probablement lié à la ménopause, et voici ce que vous devriez faire. »

J'ai donc cherché des solutions à court terme. Quand j'avais vingt ans, j'utilisais des poudres alcalinisantes australiennes qui soulagent la sensation de brûlure des infections urinaires. Des années plus tard, j'ai découvert que ces poudres étaient disponibles en ligne, même sur Amazon, avec des saveurs de canneberge ou de citron, du coup j'en commande parfois. Mais peu importe le nombre de produits que vous testez pour lutter contre les infections urinaires, elles restent extrêmement douloureuses.

2. Complément alimentaire à base de fibres. [NdE]

Un jour, pendant la pandémie, j'étais dans une terrible souffrance à cause d'une infection particulièrement coriace, et aucun des remèdes habituels – jus de canneberge, AZO, Advil – ne fonctionnait. J'ai contacté mon médecin, qui était à un match de baseball. Je pouvais à peine l'entendre à cause du bruit autour de lui. Il m'a dit : « Ce n'est rien, prends cet antibiotique, va le chercher à la pharmacie, et voilà. » J'ai raccroché. C'était la quatrième cure d'antibiotiques qu'on me prescrivait en très peu de temps. J'avais l'impression qu'il me baladait, comme si je me plaignais trop ou que j'étais hypocondriaque. Je me disais : *J'ai besoin d'aide. N'est-ce pas ton boulot de me soulager ?*

J'ai décidé de changer de médecin et en ai contacté un nouveau lorsque mon visage s'est mis à gonfler à cause d'une réaction allergique à un antibiotique. Je ne savais pas pourquoi c'était arrivé, mais je suspectais soit le médicament qu'il m'avait prescrit, soit un facteur environnemental. Mon analyse de sang a révélé la présence d'*Escherichia coli* (*E. Coli*), alors j'ai envoyé au médecin un lien vers un article sur un certain type de nourriture pour chiens qui était liée à cette bactérie. (Combien d'entre nous se perdent dans des recherches sur Internet ?) Il a répondu : « Merci pour cet article intéressant. Vous devriez peut-être faire tester votre chien. »

Avec chaque nouvelle prise d'antibiotiques – et le médecin me disait qu'ils devaient continuer à en changer, car je développais une résistance à chacun d'eux, mon estomac devenait très ballonné. J'avais tellement mal qu'un médecin m'a finalement envoyé faire un scanner de mon estomac. Le radiologue m'a dit que mon intestin était comme un seau rempli sur le point de déborder, et que cet état pouvait être extrêmement dangereux. En gros, j'étais tellement constipée que j'allais exploser. *Elvis n'est-il pas mort de ça ?* me suis-je dit.

Je secoue la tête en repensant à tous les messages échangés avec le médecin : « Buvez beaucoup d'eau », m'a-t-il dit à un moment donné.

Obtenir de l'aide pour mes infections urinaires chroniques a nécessité trois médecins, six traitements d'antibiotiques, un scanner, plusieurs lavements, du Metamucil quotidien, des infections vaginales dues aux antibiotiques, des rapports évités par peur de la douleur, et une tonne de honte – alors qu'il aurait suffi d'un seul médecin formé sur la ménopause et d'un tube de crème à l'œstrogène !

Au cours de ces longs mois d'inconfort intestinal, je me sentais honteuse et frustrée. Il s'est avéré que ces problèmes étaient un autre effet de la ménopause, ce qui est logique, car les hormones affectent pratiquement tout dans notre corps, y compris les bactéries intestinales et la digestion. Encore une fois, il y a tellement peu de formation médicale sur le sujet. J'ai entendu dire que, tout au plus, les médecins reçoivent parfois quatre heures de formation pendant toutes leurs études, peut-être juste une seule conférence à l'école de médecine. Pas étonnant que nous soyons toutes perdues (y compris de nombreux médecins).

Des professionnels de santé plus compétents en matière de ménopause m'ont dit qu'il est possible de prendre une petite dose d'antibiotiques à court terme pour prévenir les infections urinaires, mais qu'il existe d'autres astuces préventives, comme uriner avant et après les rapports sexuels, utiliser de la crème à l'œstrogène plusieurs fois par semaine, et en mettre un peu plus en cas de rapport sexuel imminent. Je voudrais aussi préciser que, même si une femme n'a pas de rapports sexuels, le vagin doit rester humide pour être en bonne santé. La sécheresse vaginale peut également être un facteur d'infection urinaire.

La Dr Kelly Casperson, une urologue réputée de l'État de Washington, voit des patientes pour ce que l'on appelle désormais le « syndrome génito-urinaire de la ménopause »

(SGUM), anciennement appelé « symptômes vulvovaginaux de la ménopause ». « Mais mes patientes ne savent pas que ça s'appelle comme ça, a-t-elle dit. Elles viennent me voir parce que "Ça brûle quand je fais pipi." "Je fuis plus souvent." "Je vais tout le temps aux toilettes au travail." Ou bien elles se plaignent d'infections urinaires récurrentes, de douleurs pendant les rapports sexuels, de sécheresse. Et tout cela relève du SGUM. À cause du faible taux d'œstrogènes, vous perdez l'élasticité et l'humidité qui protège les tissus. Nous voyons ces symptômes en cas de périménopause, ainsi que chez les femmes plus âgées. Et les gens ne font pas le lien. J'ai dit à une femme de soixante-dix ans que ses problèmes urinaires étaient liés à la ménopause, et elle m'a répondu : "Mais c'était il y a quinze ans, et je n'ai jamais eu de bouffées de chaleur !" Les gens ne font pas le lien entre les réactions du corps et la baisse des œstrogènes. »

Ce que j'ai aussi compris, c'est que ces symptômes, qui semblent purement physiques, peuvent avoir un impact sur toute votre vie. Par exemple, votre relation amoureuse pourrait souffrir parce que vous êtes tous les deux trop effrayés par la douleur pendant les rapports sexuels et trop embarrassés pour en parler.

Quand j'ai décrit mes infections urinaires fréquentes, la Dr Casperson m'a dit qu'elles étaient courantes chez les femmes de mon âge : « Elles surviennent plus fréquemment autour de la cinquantaine, lorsque nos niveaux d'œstrogènes diminuent, entraînant une augmentation du pH vaginal. Ensuite, notre microbiome change. C'est l'acidité du pH et un microbiome vaginal sain qui protègent la vessie des pathogènes (ou des bactéries) du tractus gastro-intestinal, qui sont normaux dans ce tractus, mais causent des infections lorsqu'ils remontent dans la vessie. Pensez à un vagin en bonne santé comme à un videur de boîte de nuit. Il empêche certains invités de pénétrer dans la zone (les bactéries GI). Avec l'intimité, les fluides et autres invités se mélangent, et c'est pourquoi les infections urinaires sont plus courantes. Donc si vous voulez une bonne soirée, assurez-vous d'avoir un videur en bonne santé ! »

Si vous en avez souvent, comme ce fut mon cas, voici quelques recommandations.

« La première chose à faire est de sortir de ce cycle infections/antibiotiques, m'a dit Kelly Casperson, car la prise d'antibiotiques perturbe le microbiome, ce qui entraîne une nouvelle infection. L'œstrogène vaginal est la solution pour briser ce cycle, et personne ne le sait. » Cela m'aurait en effet certainement épargné beaucoup de souffrance !

« Elles arrêtent d'avoir des rapports sexuels par crainte de déclencher une nouvelle infection urinaire. Puis elles deviennent obsédées par la propreté et commencent à utiliser toutes sortes de produits qui provoquent encore plus d'irritations ! Il existe plusieurs études qui démontrent le rôle de l'œstrogène vaginal dans le traitement des infections urinaires – il réduit le risque de 50 à 60 %, ce qui est assez miraculeux. » Si seulement j'avais su !

Je commence à peine à maîtriser mes problèmes gastro-intestinaux. En écoutant mon corps et ce qui fonctionne pour lui, je sais quand je dois réduire ma consommation de blé, de caféine, d'alcool ou de sucre. Certaines femmes réussissent à guérir leur système digestif grâce à un régime riche en fibres ou en prenant un probiotique quotidien.

Personnellement, je pense qu'il est préférable de rester modéré. Je trouve qu'il est épuisant de suivre des régimes, et la tentation de tricher n'est jamais très loin. Je prends des compléments alimentaires de temps en temps, mais je n'aime pas devoir les prendre tous les jours : ça a tendance à me causer des ballonnements. Je tends donc à ne prendre des compléments que lorsque les choses semblent déséquilibrées. Et je fais de mon mieux pour consommer des aliments fermentés comme de la choucroute, du yaourt probiotique, du kombucha, du miso, du kimchi, et une cuillère quotidienne de vinaigre de cidre de pomme.

Les hormones m'ont aidée là où l'alimentation n'était pas suffisante. (Plus de détails sur l'hormonothérapie aux chapitres 6 et 7 !) Kelly Casperson m'a expliqué : « Si vous ne buvez pas assez d'eau, que vous êtes déshydratée et que vous suivez un régime très inflammatoire, l'œstrogène ne guérira pas tout. L'hormonothérapie n'est qu'une partie de la solution. La quarantaine est vraiment le moment de faire le point : Est-ce que vous faites de l'exercice ? Est-ce que vous essayez de manger sainement ? Est-ce que vous gérez votre stress ? »

« L'un des résultats les plus cruciaux de notre compréhension des symptômes de la ménopause est leur diversité », m'a dit la psychologue sociale Carol Tavris (coautrice avec le Dr Avrum Bluming du livre *Estrogen Matters*, publié en 2018[3]). « Pas étonnant que les femmes ne fassent pas le lien entre les différents symptômes à la ménopause. Vous avez des douleurs articulaires et musculaires, alors vous allez chez un rhumatologue. Vous avez des palpitations cardiaques, alors vous consultez un cardiologue. Vous êtes déprimée, alors vous consultez un psychiatre. Alors que tout devient plus clair quand on comprend que tout cela fait partie des changements physiologiques dus à la chute des œstrogènes. »

Nous devons aussi parler des palpitations cardiaques, un autre cadeau de la ménopause.

La Dr Casperson m'a raconté : « Je buvais un café dans la salle des chirurgiens, et une de mes amies est entrée – une chirurgienne vasculaire de quarante-huit ans, très cultivée. Elle me dit : "Je vais chez le cardiologue. Mes palpitations cardiaques sont tellement fortes que je préfère ne pas conduire mes enfants à l'école." Je l'ai revue plus tard, et elle m'a dit : "Le bilan cardiaque est positif. Mon cœur est

3. Ouvrage non traduit en français.

en excellente santé. Mais il vaut mieux que je renonce à conduire." Je lui ai dit : "Ça ressemble à la périménopause. Vous devriez essayer des hormones." Elle est allée voir son médecin, qui lui a prescrit un traitement. Elle est revenue me dire : "Les palpitations ont complètement disparu. Pourquoi mon cardiologue ne m'a-t-il pas parlé de ça au lieu de me dire que tout allait bien ?" On parle d'une femme de quarante ans en pleine santé, qui pensait devoir arrêter de conduire ! »

Je n'arrive pas à croire à quel point le malaise des femmes est souvent ignoré, et combien j'ai moi-même minimisé mes symptômes. C'est pourquoi j'ai appelé ma société Stripes Beauty. Car nous méritons de nous sentir au mieux de notre forme. Plus besoin de se cacher. Il est temps de se sentir bien dans sa peau, fière, et sans s'excuser.

« On ne demande jamais à un homme : "Avez-vous suffisamment mal ?" a poursuivi Kelly Casperson. Contrairement aux femmes. Elles ont dû payer le parking, trouver une solution pour la garde des enfants, prendre un congé pour se rendre chez le médecin – c'est déjà une forme de souffrance. C'est beaucoup d'efforts pour arriver jusque-là. Mais on ne demande jamais à un homme qui se plaint d'être fatigué, ou de dysfonction érectile : "Est-ce que vous souffrez suffisamment pour justifier un traitement ?" »

En résumé, nous n'avons pas à souffrir à cet âge. Nous méritons de nous sentir mieux… voire très bien ! Je sais que j'ai beaucoup parlé de la frustration et de la solitude qu'on ressent à chercher des solutions, mais je dois aussi parler de la satisfaction qu'on ressent à reprendre le contrôle sur son corps.

Ce qu'on devrait vraiment nous dire à propos des bouffées de chaleur, des infections urinaires, et autres inconforts

- Pour lutter contre les bouffées de chaleur : superposez vos vêtements et des tissus en coton. Dormez et hydratez-vous bien.
- Les symptômes vasomoteurs liés à la dilatation et la constriction des vaisseaux sanguins (bouffées de chaleur, sueurs nocturnes, palpitations cardiaques) sont le plus efficacement traités par l'hormonothérapie.
- Le syndrome génito-urinaire de la ménopause (SGUM) est courant, et se manifeste souvent par des fuites urinaires, des infections urinaires fréquentes, une sécheresse vaginale ou des rapports sexuels douloureux. Ce syndrome peut aussi être traité par l'hormonothérapie.
- Les problèmes gastro-intestinaux peuvent être traités par une alimentation saine, des probiotiques et l'hormonothérapie.
- Bien que certains médecins recommandent de prendre une petite dose d'antibiotiques de manière préventive, prendre des antibiotiques pour chaque infection urinaire peut créer un cercle vicieux de problèmes gastro-intestinaux. Le traitement à l'œstrogène vaginal peut être envisagé.
- Des changements de mode de vie peuvent faire une différence dans tous les domaines de la santé. Donc, hydratez-vous, mangez sainement, dormez, gérez votre stress et faites de l'exercice. Oui, on nous dit ça tout le temps, eh oui, c'est plus facile à dire qu'à faire ! Je vais détailler tout cela par la suite et essayer de vous offrir des solutions réalistes dans chaque domaine.

Chapitre 2

MON RAPPORT À L'INFERTILITÉ

Chaque femme a une histoire à raconter sur l'arrivée de la ménopause. Pour moi, son apparition coïncide également avec la prise de conscience que je ne tomberai pas enceinte de manière naturelle. J'ai traversé la ménopause et la maternité à peu près au même moment, devenant en un clin d'œil à la fois mère et vieille femme. Ces deux luttes – la périménopause et l'infertilité – m'ont laissée trempée de sueur, de honte et d'incompréhension.

J'avais toujours rêvé d'être une jeune mère, sans jamais prendre le temps de le devenir. Puis, j'ai rencontré un homme qui voulait aussi être parent. En l'espace de trois mois, Liev et moi avions pris la décision de fonder une famille. Avant ça, j'avais passé toute ma vie d'adulte à éviter une grossesse, donc une fois que je me suis sentie prête, à trente-six ans, je pensais que je tomberais enceinte du premier coup – ou peut-être au deuxième ou au troisième essai tout au plus. Les mois ont passé. Rien. Lorsque j'ai consulté pour comprendre pourquoi ça ne marchait pas, le médecin m'a dit que je m'approchais de la ménopause, et j'ai été envahie par la honte. À quoi suis-je utile si je ne peux pas porter d'enfants ? Suis-je devenue une vieille femme sans même m'en rendre compte ? Comment ai-je pu laisser cela arriver ? Qu'ai-je fait de mal ?

Je me suis souvenue de chaque mauvaise décision, de chaque régime éclair, de chaque année que j'avais laissé passer sans penser à ma fertilité, après quinze ans de contraception. *Mon corps ne fonctionne plus parce que je l'ai maltraité !* pensais-je. *Bien sûr qu'il ne me laissera pas avoir un bébé, car je ne suis pas apte à être mère !* Comment la culpabilité et la honte peuvent-elles nous entraîner dans des endroits si sombres, nous faire croire à des choses auxquelles on ne songerait jamais en temps normal ? C'est presque comme si c'était une punition qu'on s'inflige, persuadée de la mériter. En cas de doute, on se blâme toujours soi-même !

Même si Liev n'a été que soutien et encouragement, j'étais trop effrayée pour lui en parler. Je me faisais du mal toute seule. Je pensais : *S'il veut une famille et que je ne peux pas avoir d'enfants, il ne voudra plus de moi.* J'avais l'impression qu'en me disant que j'étais proche de la ménopause, on m'avait marquée comme étant stérile et inutile. La honte s'infiltrait dans toutes les parties de ma vie. La quête de cette maternité accaparait chaque coin de mon esprit et chaque moment libre.

Mais je me suis ressaisie et j'ai essayé de me concentrer sur le fait de *ne pas être ménopausée.* Autant que possible, j'évitais d'en parler avec Liev ou à qui que ce soit. Je lui demandais de l'aide quand j'en avais besoin, mais je considérais que c'était à moi de trouver la solution. Finalement, je croyais que je pourrais contrôler l'évolution naturelle de mon corps. Si cette situation était de mon fait, alors j'avais sûrement le pouvoir de m'en sortir. J'avais prouvé ma valeur dans ma carrière et en trouvant le bon partenaire. J'avais montré que je désirais être mère – alors pourquoi ma fertilité serait-elle différente ? Si c'était ma faute, je pouvais sûrement inverser la situation.

Oui, je sais que c'est idiot. Avec le recul, si quelqu'un me disait cela maintenant, je lui répondrais : « Nous sommes bien plus que notre fertilité. Il y a plein de façons d'avoir une famille. Si tu sens que tu ne peux pas partager quelque chose comme ça avec ton partenaire, peut-être que la relation n'est pas si solide. » Mais à l'époque, une partie de moi pensait : *Eh bien, n'est-ce pas là une partie de la valeur des femmes ? N'est-ce pas notre rôle que de procréer ?*

J'étais déterminée à tomber enceinte le plus vite possible. À cause de mes résultats hormonaux, je n'étais pas une candidate à une FIV, mais j'ai pris des médicaments pour la fertilité comme le Clomid et subi des inséminations intra-utérines (IIU). J'aurais mangé les ongles de mon chien si on m'avait dit que cela aiderait. Je suivais mon ovulation et contrôlais ma température régulièrement. J'ai même passé des échographies pour voir les follicules et les ovules se former, et nous planifions nos rapports sexuels au meilleur moment pour favoriser la conception. Rien ne fonctionnait.

C'était il y a dix-huit ans, donc Internet n'était pas ce qu'il est aujourd'hui. Certaines de mes amies juraient par la médecine chinoise. J'avais déjà essayé l'acupuncture et des tisanes. Et, par chance, environ cinq mois après le début de ce processus, je suis allée tourner un film en Chine.

Pendant que le reste de l'équipe visitait des sites touristiques ou se reposait lors de ses jours de congé, moi, je cherchais à rencontrer un herboriste connu dans un hôpital de Pékin. Au début, j'ai essayé de m'y rendre seule, et c'était très drôle de tenter d'expliquer au chauffeur de taxi où je voulais aller. J'ai rapidement compris que je n'arriverais à rien sans un traducteur, et une jeune assistante de production s'est gentiment proposé de m'aider. Elle est restée très professionnelle, même en traduisant des termes comme « ovaires rétrécis ».

Pendant ce temps, je restais assise là, horrifiée, les yeux passant du médecin au traducteur, tandis que les mauvaises nouvelles s'accumulaient devant moi dans deux langues. Tout le monde dans la pièce semblait perdu : moi avec mon corps défaillant, luttant pour me faire comprendre ; l'assistante de production, cherchant des termes gynécologiques obscurs ; et le médecin, se demandant si ma traductrice savait ce qu'elle disait. Est-ce que je comprenais qu'il était très peu probable que je tombe enceinte ? Oui, cette partie, je l'avais très bien comprise ! « Non » est un mot universel bien clair ! Pas besoin de mimer davantage : j'étais un échec en tant que femme !

Après avoir discuté de ma fertilité compromise en détail, et avec de nombreux gestes gênants pour évoquer le sexe, le médecin m'a renvoyée avec une tonne d'herbes en tout genre. Je me suis mise à faire bouillir des tisanes qui enfumaient chaque pièce où je me trouvais d'une odeur effroyable. Lorsque le film a été terminé, j'ai ramené chez moi des sacs remplis d'herbes, et j'en ai bu tous les jours pendant des mois.

Rien que de penser à ces odeurs me donne la nausée maintenant. Beaucoup de gens me disaient : « Fais attention avec ça ! Certaines herbes peuvent abîmer ton foie ! » Mais à l'époque, il n'y avait rien que je n'aurais fait pour avoir un bébé. Peu importait si ce n'était pas approuvé par la FDA[4]. « Je m'inquiéterai pour mon foie plus tard », répondais-je.

Finalement, un endocrinologue m'a recommandé un livre intitulé *Inconceivable: A Woman's Triumph over Despair and Statistics* de Julia Indichova[5]. L'autrice avait, comme moi, un taux de FSH élevé (hormone folliculo-stimulante) qui est en corrélation avec la ménopause. Elle avait essayé tout ce que les médecins lui avaient dit de faire. Puis elle a décidé de créer son propre programme. Grâce à ce livre, j'ai ressenti de l'espoir pour la première fois. Parfois, le sentiment d'être comprise peut être le début de la guérison. J'ai mis en place mon propre plan intuitif. J'ai suivi un régime anti-inflammatoire très strict. Je buvais du jus d'herbe de blé tous les jours. J'avais l'impression de vivre dans le rayon fruits et légumes du supermarché Whole Foods.

Je faisais des tests d'ovulation en permanence, ainsi que des tests de grossesse si mes règles avaient ne serait-ce qu'une heure de retard. Je surveillais le pH de mon vagin, car j'avais entendu dire que les spermatozoïdes survivaient mieux dans un environnement alcalin que dans un environnement acide. J'ai dépensé énormément d'argent, mais j'aurais hypothéqué ma maison sans problème. J'étais découragée. J'ai commencé à envisager l'adoption, et à me renseigner sur les dons d'ovules. Il y a eu un bref moment où j'ai pensé que c'était peut-être à cause du sperme de mon partenaire, mais non,

4. La Food and Drug Administration est l'administration américaine chargée de la surveillance des denrées alimentaires et des médicaments. [NdE]
5. Ouvrage non traduit en français.

les tests avaient montré qu'il était parfaitement fertile. Puis je suis tombée enceinte. J'ai pensé : « Ça y est ! J'ai ralenti le vieillissement de mon corps ! J'ai fait l'impossible ! »

Moins de deux mois plus tard, j'ai fait une fausse couche.

J'étais de retour à la case départ. J'ai appris que, selon la Mayo Clinic[6], à l'âge de trente-cinq ans, le risque de fausse couche est d'environ une sur cinq ; à quarante ans, le risque est entre 33 et 40 %. À quarante-cinq ans, il passe de 57 à 80 %.

Quelques mois se sont encore écoulés, et toujours rien. L'ovule et le sperme ne se rencontraient toujours pas. À ce stade, en tant que couple, nous commencions à perdre espoir. Mon obsession créait des tensions dans notre relation. Je me rendais folle, et cette folie se propageait. Nous étions sur le point d'abandonner l'idée de la grossesse, et peut-être même notre couple.

Je me débattais contre ma honte d'être infertile – je gardais le livre *Inconceivable* caché sous mon matelas. J'étais désemparée face à la nouvelle de ma préménopause. Bien plus tard, j'ai lu un article qui comparait les durées des cycles mensuels à la régularité d'une combinaison de casier, plus susceptible de donner 29-45-17 que 28-28-28.

Pourquoi mes médecins n'ont-ils pas jugé important de me préparer à ce changement inévitable ? Les règles commencent. Puis elles s'arrêtent. Point final ! C'est comme ça que ça devait toujours se passer. Ce n'est pas un échec. Pourquoi en faire un sujet tabou ? Et même, lorsqu'on accepte cette réalité, pourquoi est-ce si compliqué ?

Une amie a découvert qu'elle approchait de la ménopause précoce lorsqu'elle a voulu faire congeler ses ovules. Elle a passé un test sanguin qui mesurait son taux d'hormones anti-müllériennes (AMH). Ce test ne dit pas directement à quel point vous êtes fertile, mais il vous donne une idée

6. La Mayo Clinic est un centre de santé de pointe, une véritable institution aux États-Unis et dans le milieu médical et scientifique.

du nombre d'ovules qui vous restent. Par exemple, un taux typique pour une femme de vingt-cinq ans pourrait être de 4,6 ng/ml, tandis qu'à quarante-cinq ans, il serait plus probablement de 0,5 ng/ml. Quand le taux est à zéro, cela signifie que vous êtes en ménopause. Son taux de départ, à trente-quatre ans, était de 0,3. C'est à ce moment-là qu'elle a commencé tous les traitements de fertilité possibles.

« Mon corps prenait une éternité à faire des follicules, alors je dépassais souvent la dose "sécuritaire" d'un médicament, m'a-t-elle dit. Par exemple, je ne peux plus jamais prendre de Clomid car j'en ai pris tellement que j'ai commencé à avoir des problèmes de vision[7] ! Dans certaines cliniques de fertilité, ils font comme si le reste de votre santé physique et mentale n'était qu'un dommage collatéral. »

Elle prenait la pilule contraceptive depuis l'âge de seize ans, et elle était passée directement aux traitements de FIV. « Je prenais des médicaments hors AMM[8] sans vraiment savoir ce que je faisais. Ensuite, j'ai commencé à avoir des bouffées de chaleur intenses, des sueurs nocturnes et des épisodes dépressifs. »

Après des années d'essais et d'innombrables traitements, son corps a réussi à produire un ovule qui a été fécondé avec succès. Il est maintenant congelé et en attente d'implantation. Elle espérait tomber enceinte naturellement avant d'avoir à recourir à cet ovule, mais son médecin lui a dit : « Nous pouvons juste vous surveiller en permanence pour voir si votre corps a encore quelques poussées d'ovulation. Ensuite, nous essaierons de capter cette ovulation pour une IIU (insémination intra-utérine). Mais nous avons essayé ça trois fois l'année dernière, sans résultat. »

À trente-huit ans, cet embryon était probablement sa dernière chance. Ces années ont eu un impact terrible sur

7. L'ANSM, l'Agence nationale de sécurité du médicament et des produits de santé, a émis également une alerte : le traitement doit être arrêté en cas d'altération de la vision.
8. Autorisation de mise sur le marché.

son corps et sa santé mentale. Ce qu'elle décrit a été appelé « deuil non reconnu », le fait de pleurer la perte d'un avenir potentiel et de le faire seule : « Ma relation avec mon corps, avec mes organes reproducteurs, a complètement changé à cause de toutes ces procédures invasives. Combien de fois encore vais-je devoir subir une échographie vaginale ? »

Je trouve cette histoire bouleversante, et tellement représentative du fil ténu sur lequel tant de femmes marchent, du travail acharné et de la concentration qu'il faut pour avancer malgré la honte et la vulnérabilité.

Mon amie Mary Coustas, autrice de *All I Know: A Memoir of Love, Loss, and Life*[9], a fait dix-sept cycles de FIV en dix ans. Elle a donné naissance à son unique enfant à l'âge de cinquante et un ans.

Alors que j'étais en pleine réflexion sur l'impact que les traitements pour la fertilité avaient sur moi, je suis partie tourner *Les Promesses de l'ombre* à Londres. Quelques semaines après le début du tournage, j'ai commencé à me sentir bizarre, et je me suis rendue dans une pharmacie – je m'en souviens encore très bien – et j'ai acheté un test de grossesse. Dans la maison que j'avais louée, j'ai regardé le test et vu la ligne la plus pâle apparaître. Puis, lentement, elle est devenue plus forte, jusqu'à ce qu'elle soit nette et bien visible. Incontestable. La ligne me criait : « Je suis là ! »

J'ai appelé Liev pour lui annoncer la nouvelle.

« Wow ! Nous allons voir », m'a-t-il dit. Il avait l'air prudent mais ravi, et moi, j'étais folle de joie, bien que terrifiée à l'idée de perdre cette grossesse. D'autant plus que je devais piloter une moto russe de 300 kg dans le film. Je n'aimais pas vraiment cette idée, mais le réalisateur, David Cronenberg, était un grand fan de motos et tenait absolument à ce que je sois la vraie conductrice. J'avais déjà conduit une Vespa, mais cette machine-là était un monstre en comparaison.

9. Ouvrage non traduit en français.

J'étais prête à relever le défi. Ce n'était rien comparé aux risques que j'avais pris par le passé. Lors d'une séance photo pour promouvoir *King Kong*, ils m'avaient fait monter au sommet du Chrysler Building pour que l'Empire State Building soit visible en arrière-plan. Mon manager avait regardé le harnais que j'étais censée enfiler et avait ajouté : « Tu n'es pas obligée de faire ça. » J'avais peur du vide. Mais mon assistante avait dit : « Moi, je le ferais », et mon esprit de compétition a pris le dessus. J'ai enlevé mes talons et j'ai grimpé pieds nus sur la gargouille. Ils ont pris une seule série de photos alors que le vent soufflait autour de moi avant que je ne coupe court à la séance. Et à l'époque, je n'étais pas enceinte.

Après trois ou quatre cours de moto, je pouvais rouler avec une apparente confiance, puis m'arrêter devant la caméra, enlever mon casque et secouer mes cheveux. J'essayais de faire comme si c'était facile, mais pendant tout ce temps, j'étais secrètement enceinte et des pensées terrifiantes me traversaient la tête : « Mon Dieu, c'est tellement dangereux ! Je ne veux pas perdre ce bébé ! Je ne peux pas perdre ce bébé ! »

Je ne voulais pas non plus en parler à quiconque à ce stade, car il était encore trop tôt, et je ne voulais pas être pénible, alors j'ai simplement continué. C'était un autre exemple de la manière dont nous, les femmes, nous mettons souvent en danger pour ne pas déranger et faire partie de l'équipe. Une fois que j'avais convaincu tout le monde que je pouvais conduire cette moto, ils m'ont donné encore plus de scènes à tourner sur l'engin. Je devais conduire la moto la nuit avec Viggo Mortensen à l'arrière, et pour le film, ils arrosent toujours les routes pour que ça rende mieux à l'écran. J'avais tellement peur. J'avais un bébé dans mon ventre et un adulte sans casque à l'arrière de la moto. Mais je l'ai fait, puis je suis rentrée à l'hôtel, tremblante et reconnaissante d'avoir survécu à une autre journée.

Quelques semaines plus tard, alors que je tournais une scène avec Sinéad Cusack, j'ai senti les premiers mouvements. C'était une sensation que je n'avais jamais ressentie auparavant, mais j'ai su instantanément ce que cela signifiait : le bébé bougeait. Le bébé était réel. Le bébé était fort et déterminé. Mes yeux se sont remplis de larmes. Pleurer n'avait aucun sens à ce moment-là, et heureusement, la caméra était braquée sur Sinéad. Elle est restée professionnelle et a continué comme si de rien n'était. Mais après la prise, elle m'a demandé : « Qu'est-ce qui s'est passé ? Tu vas bien ? »

Je me suis penchée vers elle et lui ai murmuré : « Je suis enceinte, et je pense que je viens de sentir le bébé bouger pour la première fois. » Puis j'ai éclaté en sanglots.

« Oh, mon Dieu, chérie, chérie, chérie ! » m'a-t-elle dit en me serrant dans ses bras pendant que je pleurais. Je suis sûre que personne ne comprenait ce qui se passait, mais nous sommes restées ainsi pendant un long moment. Je l'aimerai toujours pour avoir été là pour moi. Et j'ai immédiatement décidé que plus jamais je ne monterai sur cette fichue moto.

J'ai donné naissance à trente-huit ans, puis j'ai eu mon deuxième enfant très peu de temps après, à quarante ans. Je suppose que mon corps avait fini par apprendre comment faire des bébés. J'étais encore en train d'allaiter quand je suis tombée enceinte pour la deuxième fois, mais le bébé avait des dents et me mordait, donc je complétais avec d'autres laits pour laisser le temps à mes seins de guérir. J'ai toujours su que je voulais plus d'un enfant, mais je ne m'attendais pas à ce que ça arrive aussi rapidement. En réalité, j'en voulais plus que deux, mais hélas ! à ce moment-là, le temps était vraiment compté.

Plusieurs médecins m'ont dit qu'il est important de se rappeler que même après quarante ans, il est encore théoriquement possible pour une femme de tomber enceinte de manière naturelle, et parfois, elle ne sait même pas qu'elle est fertile, car elle peut ovuler de manière sporadique.

Si vous avez des cycles irréguliers et que vos tests hormonaux montrent l'arrivée de la ménopause, vous pourriez être en périménopause, et elle peut durer plus de dix ans.

La Dr Sharon Malone m'a avertie : « Ce n'est pas parce que vous êtes en périménopause que vous ne pouvez pas tomber enceinte. Il est moins probable que vous conceviez, mais beaucoup de grossesses chez les femmes en périménopause sont des accidents, tout simplement parce qu'elles pensent qu'elles ne peuvent plus tomber enceintes. » Une de mes amies a découvert cela à ses dépens lorsqu'elle a eu un « bébé surprise » dans la quarantaine, alors que ses deux aînés finissaient l'école primaire. Le bébé a été une véritable joie, mais cela a chamboulé ses projets de reprendre ses études, et elle m'a confié qu'on lui avait demandé plusieurs fois dans la cour de récréation si elle était la grand-mère du bébé. « Ne posez jamais cette question à une femme », conseille-t-elle.

(Oui, cela fait partie des questions à ne jamais poser, comme : « Es-tu enceinte ? », car que Dieu vous aide si la réponse est « non ». Une amie a eu la meilleure réponse à quelqu'un qui l'interrogeait : « À moins que vous ne voyiez la tête du bébé sortir, ne posez jamais cette question à une femme. »)

La Dr Jen Gunter, autrice de *The Vagina Bible*[10], a pris conscience de la nécessité d'avoir accès à de meilleures informations sur la santé des femmes lorsqu'elle a rencontré des soucis pendant sa grossesse. « Mes enfants sont nés très prématurés, à vingt-six semaines, et ont eu beaucoup de problèmes de santé, m'a-t-elle raconté. J'ai vite vu qu'il existait un immense vide médical. Comme lorsque quelqu'un me parle d'ordinateurs, mon cerveau se met en pause. Il y a toutes sortes de lacunes en médecine, et certaines personnes cherchent à exploiter ces lacunes, alors que moi, j'essaie juste de les combler avec des informations fiables. »

---

10. *La Bible du vagin. Vagin, vulve et Cie : faites enfin la différence entre mythologie et santé !*, Jen Gunter, First, 2021

En ce qui concerne la grossesse à un âge avancé, elle a déclaré : « La grossesse à cet âge-là est un de ces événements à faible probabilité mais à conséquences très élevées. Serait-ce une bonne chose pour vous ou non ? Êtes-vous consciente du risque beaucoup plus élevé d'anomalies chromosomiques ? Qu'est-ce que cela signifierait pour vous ? »

Les frustrations liées à la périménopause ne se limitent pas à l'infertilité. La Dr Suzanne Gilberg-Lenz, la légendaire gynécologue-obstétricienne de Beverly Hills et autrice de *Menopause Bootcamp*[11], m'a confié que le pire aspect de la périménopause, c'est l'imprévisibilité, « les hauts et les bas que les femmes vivent lorsque leurs hormones fluctuent, et elles ne peuvent pas prédire comment elles vont se sentir d'un jour à l'autre. Je pense que nous organisons tellement nos vies autour de nos cycles menstruels que nous finissons par nous identifier à eux. Nous sommes constamment en train d'essayer de gérer notre cycle, que ce soit en tentant de nous en débarrasser, ou de comprendre comment tomber ou pas enceinte.

Cela représente des décennies de nos vies. Et ça influence tous les aspects de notre vie : "Oh, je ne devrais pas prendre de décision cette semaine", ou "Je pars en vacances, comment puis-je faire pour ne pas avoir mes règles ?" L'aspect physiologique de notre cycle menstruel conditionne notre vie. Nous passons beaucoup de temps à nous préparer à l'arrivée de nos règles, à les vivre, puis à nous en remettre. Puis, quand elles ne sont plus là, nous réalisons que nous avons vécu avec cette partenaire biologique pendant toutes ces années. Nous ne pensions pas que leur absence créerait un vide dans notre vie, mais c'est pourtant ce qui se produit. »

Ces mots résonnent en moi. Être une femme fertile, et chaque mois, être rappelée à cette fertilité par nos règles peut devenir une partie de notre identité. Quand nos règles

---

11. Ouvrage non traduit en français.

disparaissent soudainement, on se demande qui l'on est, et si l'on devient tout à coup une personne complètement différente. Le monde pourrait nous voir différemment. On pourrait se poser des questions existentielles comme : « Qui suis-je maintenant ? Est-ce que je vais me retrouver un jour ? » Ou des questions bien plus négatives comme : « Suis-je devenue invisible dorénavant ? Est-ce la fin ? »

« Comme dans tout processus de deuil, je pense que nous devons nous montrer indulgentes envers nous-mêmes, m'a dit Suzanne Gilberg-Lenz. J'ai atteint la ménopause récemment, lorsque ma fille a eu vingt-trois ans. Et je me suis immédiatement sentie mieux. Je me suis dit : *C'est donc comme ça que les mecs vivent ? C'est génial !* Je suis beaucoup plus zen maintenant que je n'ai plus de cycles erratiques et de règles surprises. Pas du jour au lendemain, mais progressivement. »

Une amie pleine de vitalité m'a raconté qu'elle s'attendait à entrer en ménopause dans la cinquantaine. Puis, à quarante-deux ans, elle s'est rendue à son rendez-vous annuel chez la gynécologue, et pendant une échographie, la docteure lui a dit : « Vos ovaires ont tellement rétréci que je ne les trouve pas. Je suis surprise que vous ayez encore vos règles. Vous approchez de la fin de la ménopause. » La nouvelle fut un immense choc : « Je n'avais pas idée que j'étais ménopausée. J'aurais aimé que quelqu'un me le dise l'année de mes trente-neuf ans, lorsque chaque partie de mon corps m'est devenue étrangère – mon ventre, ma peau, mes cheveux, mes émotions. C'était comme si j'avais un corps différent. Et maintenant, je vois bien que c'était la périménopause. Si j'avais eu les mots à l'époque, j'aurais pu commencer une hormonothérapie, ou au moins me dire que je n'étais pas malade ; car ce n'était pas une maladie. Ce n'était pas non plus un problème de santé mentale. C'était un processus naturel. »

Elle a regretté toutes ces années de plaisir volées par manque d'informations. « Si j'avais su, j'aurais pu mieux prendre soin de moi. Voici le conseil que je donnerais à toutes les femmes : si vous sentez que vous perdez le contrôle de votre corps, allez rapidement voir un médecin, défendez-vous et demandez de l'aide. Renseignez-vous. Apprenez. J'ai tout fait trop tard alors que j'aurais pu traiter chaque symptôme de manière plus efficace. Au lieu de cela, j'ai erré pendant plusieurs années. »

Nous devons nous souvenir d'être compatissantes envers nous-mêmes. Aucune des décisions que nous devons prendre n'est facile. Tant de femmes passent leur vie à se poser des questions comme : « Vais-je avoir des enfants ? Vais-je décider de ne pas en avoir ? Si j'en ai, comment vais-je gérer tout ça ? Est-ce que je vais être une bonne mère ? Ou une mauvaise mère ? Qu'adviendra-t-il de ma carrière si je prends du temps pour m'occuper de ma famille ? Serai-je une mauvaise mère si je retourne travailler tout de suite ? » Et après avoir traversé la ménopause, nous nous approchons enfin du moment où nous prenons des décisions fondées uniquement sur ce que nous voulons vraiment faire, et non sur ce que les autres attendent de nous. C'est à cet âge que nous réalisons que, tout au long de notre vie, nous avons été influencées par des attentes et des hormones que nous n'avions pas nécessairement choisies.

Ces derniers temps, j'ai eu beaucoup de conversations au sujet de nos sentiments complexes à l'idée de ne plus pouvoir être enceintes. Une de mes amies s'est récemment fait poser un stérilet à quarante-huit ans pour l'aider à gérer ses règles abondantes et irrégulières. « Je ne pouvais pas croire à quel point ça faisait mal de le mettre, m'a-t-elle dit juste après son rendez-vous. Pourquoi ne préviennent-ils pas ? J'ai éclaté en sanglots sur la table. J'étais déjà émotive parce que je voyais cela comme la fin officielle de ma fertilité – d'ici à ce que le stérilet soit retiré, je serai probablement complètement ménopausée. J'étais triste de dire au revoir à cette période de ma vie, surtout de manière aussi douloureuse, même si c'était mon propre choix. » Quelques semaines plus tard, après que les crampes dues à la pose du stérilet s'étaient arrêtées, elle avait accepté sa décision : « Ma thérapeute m'a dit : "N'utilisez plus jamais l'expression 'fin de ma fertilité' ! La fertilité ne se résume pas à la possibilité d'une grossesse. Il est temps maintenant de définir ce que la fertilité signifie pour toi à ce stade de ta vie. Est-ce écrire ? Est-ce faire de l'art ? Est-ce s'occuper des enfants des autres ? Est-ce être une bonne amie ? Personne ne prend soin de la terre et des gens qui y vivent à part nous. Ça aussi, c'est être fertile." »

Ce qu'on devrait vraiment nous dire à propos de la fertilité

- Les menstruations changent beaucoup pendant la périménopause. Elles peuvent devenir beaucoup plus légères ou plus abondantes, plus ou moins fréquentes.
- La probabilité de tomber enceinte diminue avec le temps. Si vous avez plus de trente-cinq ans et que vous souhaitez concevoir, mais que cela ne s'est pas produit naturellement après six mois d'essais, consultez un spécialiste de la fertilité. Et préparez-vous à entendre parler de « grossesse gériatrique » !
- Le taux de fausses couches augmente avec l'âge. À trente-cinq ans, il est d'environ une sur cinq ; à quarante ans, le risque est de 33 à 40 % ; et à quarante-cinq ans, il est de 57 à 80 %.
- Tant que vous n'avez pas passé une année complète sans règles, vous pouvez encore tomber enceinte. Si vous êtes certaine de ne plus vouloir tomber enceinte, vous devriez parler avec votre gynécologue des options de contraception.
- La fertilité représente bien plus que la capacité à porter un enfant.

Chapitre 3

LA RÉVÉRENCE DU VAG

Soyons honnêtes : le sexe devient un sujet délicat à la cinquantaine. Beaucoup de femmes y renoncent complètement. Pour celles d'entre nous qui essaient de rester dans le jeu, il y a un grand nombre de raisons d'être indignées et surprises. Personnellement, je me suis retrouvée à devoir gérer ma vie sexuelle en tant que femme ménopausée lorsque j'ai recommencé à sortir avec des hommes, et je dois avouer que je ne savais pas vraiment ce que je faisais. Depuis, je me suis donné pour mission d'honorer le vagin ! C'est pourquoi j'ai nommé un produit de Stripes et ce chapitre « La révérence du vag ».

J'ai rencontré Billy peu de temps après mon divorce, bien qu'étant séparée depuis un an à ce moment-là. Je ne savais pas que mon partenaire de jeu dans une série télévisée serait la personne avec qui je finirais ma vie. Je n'ai vu aucun signe. Je n'avais ni envie d'une histoire ni d'un flirt à ce moment-là. Je prévoyais de me concentrer sur mes enfants et de faire profil bas au travail. Comme beaucoup de femmes de mon âge, j'ai découvert que ma libido n'était plus ce qu'elle était. Peut-être qu'un jour je trouverais de nouveau l'amour, mais je savais que je n'allais pas le chercher dans un avenir proche – et certainement pas au travail.

Dans *Gypsy*, la série dans laquelle j'étais à l'époque, je jouais le rôle d'une thérapeute sociopathe, sexuellement vorace. J'étais dans la quarantaine et c'était le rôle le plus sexuel de ma carrière. Billy et moi discutions entre les changements d'éclairage sur le plateau, et je dirais que nos rapports étaient amicaux. Mais pendant très longtemps, ça n'a pas été plus loin. Il était très professionnel, et mes propres barrières étaient solides. J'étais tellement opposée à l'idée de l'amour que, même après des mois de tournage, après avoir simulé des scènes de sexe au point d'être épuisée, je n'avais jamais pensé à lui de *cette* manière. Puis un jour, pendant une de ces fameuses scènes, il a soudain jeté un oreiller à travers la pièce tout en m'embrassant avec une telle passion que j'ai rougi et suis sortie de mon personnage : *Oh ! Bonjour, Monsieur !* ai-je pensé. *C'était quoi, ça ?*

Peu de temps après, nous avons échangé un regard. Il a duré un peu trop longtemps pour que ce ne soit « rien ». Nous avions aussi des amis communs qui essayaient de nous « caser », et nous avons commencé à flirter par texto. Rapidement, nos sentiments sont devenus indéniables : nous étions en train de tomber amoureux.

Lorsque nous avons été sur le point de coucher ensemble hors caméra, j'avais peur qu'il voie le patch que je portais depuis quelques années dans le cadre de mon traitement hormonal substitutif, et pire encore, qu'il se rende compte que cela signifiait que j'étais ménopausée, que je n'étais plus cette femme fertile et vivante. Donc avant que les choses ne deviennent trop intimes, je me suis poliment excusée, comme si je disais : « Laisse-moi enfiler quelque chose de plus confortable… Je reviens tout de suite. » Puis je suis allée dans la salle de bains pour essayer de gratter frénétiquement le patch hormonal sur ma peau. Malheureusement, l'adhésif du patch laisse une marque sur la peau qui est très difficile à enlever. Le médecin m'avait dit : « Pour l'enlever, procurez-vous de l'huile pour moteur dans une quincaillerie. » Quand je lui ai dit que je ne voulais pas verser de l'huile de moteur sur mon corps, il a haussé les épaules et a dit : « Pourtant, c'est la seule chose qui fonctionne. » Depuis, des personnes m'ont recommandé de l'huile pour bébé, de l'huile de coco, du dissolvant pour vernis à ongles, du démaquillant pour les yeux, de l'alcool à friction et du dissolvant médical pour adhésifs. Chaque stratégie a ses partisans, mais je n'ai pas encore trouvé de solution miracle. (La plupart des femmes que je connais utilisent simplement du gel douche ou un nettoyant à base d'huile avec un gant de toilette.)

Après avoir dit à Billy de patienter, j'ai arraché le patch et frotté ma peau jusqu'à la rendre rouge.

« Tout va bien là-dedans ? » a-t-il appelé depuis la chambre.

Je suis sortie mortifiée.

« Qu'est-ce qu'il y a ? » a-t-il demandé.

J'ai cherché mes mots, mais aucun n'est vraiment sorti.

« Ça va ? » a-t-il dit en posant doucement sa main sur mon bras.

« Ménopause ! ai-je crié. Je ne voulais pas te le dire. »

Puis tout est sorti : « Je suis ménopausée, et je porte ces patchs hormonaux, et je ne voulais pas que tu les voies parce que tu comprendrais que je suis en ménopause précoce, ce qui signifie que je suis vieille, et tu ne voudrais plus de moi, et oh, mon Dieu, est-ce que tu veux que je parte ? »

Un sourire s'est dessiné sur son visage. Il avait l'air soulagé que le problème ne soit pas un manque de désir. Il m'a dit que le fait que je sois ménopausée était une bonne nouvelle ; nous n'aurions pas à nous inquiéter d'une éventuelle grossesse.

Ouf !

Il m'a dit qu'il trouvait formidable que je prenne soin de moi, et il m'a demandé comment il pouvait m'aider.

Double ouf !

Il a ajouté qu'il ne pouvait pas être surpris ; nous avions le même âge, après tout : « Eh, si ça peut te rassurer : j'ai des poils gris sur les testicules. »

Oh, mon Dieu ! Pour être honnête, cela m'a effectivement rassurée. Ces mots restent à ce jour les plus romantiques que j'aie jamais entendus, et cela inclut les scénarios de tous les films dans lesquels j'ai joué, et même la demande en mariage très tendre de ce même homme, sept ans plus tard.

Nous embarquions dans cette aventure ensemble. J'ai su à ce moment-là que nous pourrions nous soutenir mutuellement, peu importe ce qui se passerait. La honte que je portais depuis des années a quitté mes épaules. J'ai pu partager avec lui ce que je vivais, même si cela ne correspondait pas à l'image que j'avais de la petite amie sexy que je voulais être. Il a fait preuve de compassion, sans jamais être mal à l'aise ni gêné. C'était un grand cadeau. Mes patchs hormonaux n'ont plus jamais été un obstacle à notre sexualité.

C'est épuisant de garder des secrets, et c'est une telle perte de temps. Après avoir eu cette conversation avec Billy, j'ai commencé à en parler davantage avec mes amis, et en cessant de cacher ce qui m'arrivait, je me suis sentie plus confiante que jamais.

Il y a déjà bien assez de choses dans la vie qui nous font nous sentir mal – je suis convaincue que mon Google Home est en train d'essayer de me rendre folle –, alors inutile d'en inventer d'autres. Quelle perte de temps de lutter pour paraître plus jeune que je ne l'étais. (Bien que ce ne soit pas surprenant que j'aie intégré ces messages qui disent de s'accrocher à la jeunesse à tout prix : rappelez-vous quand Anne Bancroft jouait la vieille Mme Robinson face à Dustin Hoffman dans *Le Lauréat*, alors qu'il n'avait que six ans de moins qu'elle ?)

Il existe encore de nombreux vestiges de cette croyance archaïque selon laquelle les femmes deviennent « non baisables » après un certain âge – malgré tant de personnes désirables que j'admirais en grandissant, comme Rene Russo, Angela Bassett, Kim Basinger, Grace Jones, Susan Sarandon, Tina Turner, Jessica Lange… Elles étaient, et sont toujours, l'incarnation du sexe !

J'aimerais voir davantage d'histoires centrées sur des femmes qui obtiennent ce qu'elles veulent, plutôt que sur des récits où elles sont simplement les objets du désir masculin.

Alors que beaucoup d'entre nous constatent une baisse de libido en vieillissant, certaines parviennent à vivre une nouvelle forme de sexualité qui leur convient, car elles se connaissent mieux et perdent la maladresse de la jeunesse.

Toutefois, il y a souvent une peur du changement ou une période d'ajustement avant de retrouver son désir. Je trouve réconfortant que tous les médecins à qui j'ai parlé m'aient dit que l'évolution de la libido est complètement normale, et qu'il existe des solutions. « Il est très courant que les femmes subissent une diminution de leur libido pendant la transition vers la ménopause, m'a dit Sharon Malone. Et ce n'est pas surprenant. Si vous êtes fatiguée, que vous avez des bouffées de chaleur, que vous n'avez pas bien dormi depuis des mois, si vous êtes irritable et que vous vous sentez mal en général, il est logique que vous n'ayez pas envie de sexe. Et ai-je mentionné que votre vagin est sec, et que le sexe est douloureux ? Évidemment que vous n'êtes pas d'humeur ! Quand on ne se sent pas bien, on ne veut pas de sexe. Qui voudrait avoir des rapports après ne pas avoir dormi pendant trois mois ? Personne. »

Certaines de mes amies m'ont confié que les facteurs psychologiques et relationnels jouent un rôle important dans leur envie de faire l'amour. L'une d'entre elles m'a même dit : « Comment veux-tu que j'aie envie de coucher avec toi alors que tu viens d'acheter de la moutarde épicée quand je t'avais demandé de la moutarde jaune ? Reprends-toi ! »

La ménopause affecte les couples de nombreuses manières. J'ai demandé à mon ami le plus macho ce qu'il pensait de la ménopause. Il m'a dit : « Ma femme transpire sur moi toute la nuit, et je l'ai vue se raser le visage ! Je veux toujours faire l'amour avec elle ! Je trouve ça totalement injuste que les femmes doivent subir ça. L'accouchement est déjà assez difficile… et maintenant ça ?! C'est bon ! Les hommes ont la vie tellement plus facile que les femmes. C'est une autre preuve de la force incroyable des femmes, mais ça me brise le cœur de la voir souffrir. »

J'ai déjà entendu des hommes en couple dire : « Je ne reconnaissais plus ma femme. » Ou « Je ne comprenais pas pourquoi elle ne voulait plus faire l'amour avec moi. » Ou encore « Pourquoi est-elle tout le temps en colère contre moi ? »

Un couple lesbien que je connais a traversé une crise lorsque l'une est entrée en ménopause et a perdu sa libido. La partenaire plus jeune a dit qu'elle n'avait pas signé pour une relation sans sexe, donc si sa femme ne faisait rien pour améliorer leur vie sexuelle, elle envisageait de passer à un mariage ouvert et de commencer à fréquenter d'autres personnes.

Et pourtant, certaines femmes se sentent très portées sur le sexe en entrant en ménopause.

« Parfois, les fluctuations hormonales pendant la périménopause peuvent augmenter le désir sexuel, lorsque les niveaux d'œstrogènes ont naturellement explosé, et que les niveaux de testostérone montent en flèche, m'a expliqué la Dr Malone. (Certaines femmes connaissent des poussées d'œstrogène et de testostérone qui les laissent plus excitées que jamais.) Ces femmes peuvent dire : "Je ne me suis jamais sentie aussi sensuelle que dans ma quarantaine." Et si c'est votre cas, tant mieux ! Mais cela n'est pas l'expérience vécue par la majorité des femmes. »

L'une des médecins qui travaillent sur la sexualité pendant la ménopause est la Dr Somi Javaid, fondatrice de HerMD[12] et experte en TDSH (*trouble du désir sexuel hypoactif*) – le trouble du désir sexuel hypoactif[13]. Elle m'a expliqué que pour comprendre le sexe à cette période, nous devons d'abord comprendre la sexualité féminine elle-même : « Très souvent, pour les hommes, la sexualité fonctionne comme un interrupteur on/off. Pour les femmes, quand on parle de sexualité, il faut aborder une approche beaucoup plus globale : relations, hormones, ce qui se passe dans leur vie, autres préoccupations médicales. »

12. Centre médical américain spécialisé dans la santé des femmes.
13. Le désir sexuel hypoactif est défini comme une baisse persistante ou récidivante ou une absence de fantasmes sexuels et de désir d'activité sexuelle entraînant une détresse personnelle.

Par exemple, de nombreuses femmes, à cet âge, commencent à avoir des problèmes de contrôle de la vessie, car la diminution des œstrogènes s'accompagne d'une perte d'élasticité de la vessie et de la force musculaire. Cela peut compliquer leur désir d'intimité. Plusieurs de mes amies m'ont dit qu'elles devaient désormais faire plus d'efforts pour ne pas uriner lorsqu'elles rient ou toussent, et qu'elles envisagent une thérapie du plancher pelvien – qui peut inclure des étirements, des exercices sur mesure comme les exercices de Kegel, ou une stimulation électrique pour détendre les muscles du plancher pelvien. (On m'a dit qu'il est bon de faire trois séries de dix contractions de Kegel par jour, et que si vous essayez de localiser les bons muscles, imaginez que vous vous interrompez en urinant. Quand je m'ennuie, je m'en souviens et je le fais. Chère lectrice, faisons une pause et faisons une série ensemble.)

Heureusement, il existe des médecins qui s'intéressent à l'expérience sexuelle des femmes. J'ai demandé à la Dr Stacy Lindau, professeure à l'Université de Chicago et directrice du programme en médecine sexuelle intégrative (PRISM), ce que nous devrions savoir et elle m'a parlé du muscle bulbo-spongieux. « Ce muscle, dont personne n'a jamais entendu parler, est le plus important dans le corps d'une femme », m'a-t-elle expliqué.

« Le muscle bulbo-spongieux entoure l'entrée du vagin, et il communique avec le cerveau. Lorsqu'il ne cause pas de problème, il est simplement là, et lorsque nous voulons qu'il s'ouvre, nous pouvons consciemment le détendre en poussant un peu. Celles d'entre nous qui ont accouché par voie vaginale connaissent bien cette sensation de "pousser" pour ouvrir ce muscle. La physiologie de l'excitation sexuelle envoie naturellement des signaux à ce muscle pour lui dire de s'ouvrir, d'être réceptif à la pénétration. Mais parfois, même si le corps envoie ces signaux physiologiques, si la femme a ressenti de la douleur auparavant, le cerveau dit au muscle :

“Ne t’ouvre pas ! Ce n’est pas normal ! Ça va faire mal !” » En d’autres termes, le cerveau empêche le sphincter vaginal de s’ouvrir, et si vous essayez quand même d’avoir des rapports sexuels, cela va faire mal et le vagin se refermera encore plus. Combinez cela avec la sécheresse vaginale, et il n’est pas surprenant que la libido baisse souvent à la cinquantaine. Stacy Lindau a ajouté : « De nombreuses femmes me disent des choses comme : “J’ai l’impression d’être vierge à nouveau. C’est tellement douloureux.” Ou “J’ai l’impression que son pénis cogne contre un mur.” Et que pense une femme si elle n’a jamais ressenti cela auparavant ? Elle se demande si elle a un cancer, ou une tumeur qui bloque la pénétration. Je n’ai jamais vu une tumeur être à l’origine de ce problème. L’explication est presque toujours une contraction involontaire du muscle bulbo-spongieux. Le pénis rencontre cette barrière musculaire. »

Que peut-on faire à ce sujet ? Beaucoup de choses, en réalité ! « Parfois, il suffit d’expliquer aux femmes l’existence de ce muscle et de leur suggérer d’essayer de détendre volontairement ce muscle. On peut aussi utiliser un lubrifiant pour les rapports sexuels, un hydratant pour un usage quotidien ou prescrire de l’œstrogène si elle peut en prendre. On peut aussi utiliser des dilatateurs vaginaux de différentes tailles, une thérapie physique du plancher pelvien ou une combinaison de tout cela. »

C’est ainsi que je me suis retrouvée à chercher sur Google « dilatateurs vaginaux » un mardi après-midi à mon bureau. Je n’ai trouvé aucun lien suggérant d’utiliser le tiroir inférieur de votre réfrigérateur pour les concombres et les carottes. En réalité, il s’agit de plusieurs phallus colorés, souvent en silicone flexible, allant du plus petit au plus grand. « L’autodilatation peut être pratiquée en commençant par un dilatateur suffisamment petit pour être inséré facilement dans le vagin, puis en faisant des exercices avec ce dilatateur pour renforcer la confiance et la capacité à passer au dilatateur suivant, jusqu'à ce que vous puissiez insérer un dilatateur plus gros que le pénis de votre partenaire ou le jouet que vous souhaitez utiliser. »

À l'opposé, le prolapsus vaginal, où le sommet du vagin s'affaisse dans le canal vaginal, a également plusieurs solutions, allant de la réparation chirurgicale à la rééducation périnéale.

Un autre outil thérapeutique qui ressemble à un jouet Fisher-Price est l'anneau pénien empilable (la marque la plus populaire est Ohnut). En cas de douleur lors de pénétrations profondes (ce qui, bien sûr, doit être vérifié par un médecin !), la Dr Javaid encourage ses patientes hétérosexuelles à explorer l'utilisation d'anneaux de pénétration portés autour du pénis pour limiter la profondeur tout en maintenant la sensation. Ces anneaux aident à empêcher le pénis d'aller trop profondément tout en procurant toujours une sensation agréable à la partenaire.

La Dr Kelly Casperson m'a expliqué que de nombreux symptômes vaginaux sont liés à une baisse des œstrogènes. Elle encourage donc les femmes à envisager une thérapie hormonale substitutive ou l'utilisation d'une crème à base d'œstrogènes prescrite par un médecin et à appliquer directement dans le vagin. Elle ajoute que si votre médecin refuse d'aborder le sujet de vos symptômes, trouvez-en un autre. Et ne vous sentez pas coupable d'utiliser ce qui vous aide : « Quand les gens me disent : “Je ne veux pas utiliser de lubrifiant ou de vibromasseur”, je leur réponds : “J'ai deux vibromasseurs pour ma bouche : une brosse à dents électrique et un hydropulseur. Pourquoi ne pourrais-je pas en avoir un pour en bas aussi ?” »

Je suis d'accord ! Une amie m'a offert un vibromasseur lors de mon enterrement de vie de jeune fille – il a la forme d'une rose, brille dans le noir et a plusieurs vitesses – et laissez-moi vous dire… il est excellent ! On ne devrait pas avoir honte de lire de la littérature érotique ou de regarder de la pornographie, si cela nous aide à nous mettre dans l'ambiance. Les médecins m'ont dit que beaucoup de femmes pensent qu'essayer de trouver des moyens de stimuler leur libido sans leur partenaire revient à tricher, mais en réalité, cela ne fait qu'envoyer au corps le signal de se préparer au sexe, donc cela encourage l'excitation physique et émotionnelle.

Pourquoi devrions-nous nous priver de plaisir ? Un soir, alors que j'étais excitée mais seule, après être sortie du bain, je me suis glissée dans mon lit avec mon vibromasseur en forme de rose. J'ai découvert qu'il avait une fonction de succion, alors j'ai décidé de l'essayer sur mon mamelon. Il est rare qu'on fasse des préliminaires avec soi-même – d'habitude, on va directement au but. Mais cette nuit-là, j'ai décidé de prendre mon temps. Eh bien, tout s'est bien passé ! Après, j'ai rangé la rose dans sa boîte, et l'ai laissée à côté de moi, comme si nous allions avoir une petite conversation post-coït. Le lendemain matin, mon fils de quinze ans est entré dans la chambre, a vu la boîte et s'est indigné. « Toutes les femmes ont un vibromasseur ! lui ai-je répondu. On peut en acheter chez Urban Outfitters maintenant ! » Mais j'étais mortifiée. Et en plus de cela, mon mamelon m'a fait mal toute la journée. Peut-être devrais-je lire les instructions complètes. Je ne suis pas douée pour lire les petits caractères.

La solution n'est pas de se forcer ! C'est le mythe du « à prendre ou à laisser ».

« Il y a une rumeur qui dit que les femmes devraient avoir des rapports sexuels pour prévenir ce qu'on appelait autrefois "l'atrophie vaginale" ou (pire) "le vagin sénile" dans les années 1980, m'a expliqué Kelly Casperson. La vérité, c'est que l'atrophie est causée par la baisse des hormones, pas par l'absence de pénétration. Ce mythe vient d'un article de gynécologie qui étudiait des femmes sexuellement actives, et des femmes qui ne l'étaient pas. Les femmes sexuellement actives présentaient moins d'atrophie. Et de là, ils ont conclu que le sexe prévenait l'atrophie. Mais ce n'est pas ce que cette étude montre. Elle montre que les femmes qui avaient moins d'atrophie avaient tendance à être plus actives sexuellement – probablement parce que le sexe n'était pas douloureux pour elles. Dire aux femmes qu'elles doivent avoir des rapports pour prévenir un changement hormonal me rend folle. »

Petite parenthèse : pourquoi le terme masculin « dysfonctionnement érectile » est-il tellement plus acceptable ? « Dysfonctionnement érectile » ressemble à un problème de lave-vaisselle qu'un homme bricoleur pourrait résoudre en quinze minutes. L'expression « atrophie vaginale » sonne comme une condamnation. Et ne parlons pas des médecins qui disent aux femmes enceintes d'une trentaine d'années qu'elles sont en train de vivre une grossesse gériatrique !

La Dr Casperson affirme que l'hormonothérapie peut faire des merveilles sur l'atrophie, ou quel que soit le nom qu'on lui donne, tout comme certains changements de mode de vie : « Le stress est également mauvais pour la libido. Le sommeil est important. Nous avons effectué des sondages auprès de femmes qui travaillent de nuit. Leur libido et leur intérêt pour le sexe sont bas, voire inexistants, parce que leur sommeil est perturbé. »

Elle nous encourage à réfléchir aux questions suivantes : Pourquoi voulons-nous avoir des relations sexuelles ? Pourquoi voulons-nous continuer à avoir des relations intimes ? Que signifie le sexe pour nous ? Comment pouvons-nous lui donner la priorité ? Qu'est-ce qui nous fait du bien ? Ce sont des questions particulièrement intéressantes à poser dans le cadre d'une thérapie de couple ou avec l'aide d'un sexologue.

Les problèmes liés au plancher pelvien ne sont qu'un aspect de la santé féminine qui peut affecter le désir ou le plaisir sexuel. Une femme peut souffrir d'un traumatisme non résolu qui la pousse à se renfermer dans les situations de sexe, d'une image corporelle négative ou d'effets secondaires de certains médicaments.

Lorsque j'ai demandé à la Dr Javaid quelle était la plus grande idée fausse qu'elle entend dans son cabinet, elle m'a répondu : « Sans aucun doute qu'il n'y a pas de solutions pour la santé sexuelle des femmes ménopausées. Les femmes peuvent même l'avoir entendu de la bouche d'un médecin, ce qui est probable, car seulement 20 % des gynécologues-obstétriciens sont formés sur les questions de ménopause. »

Il existe deux médicaments approuvés par la FDA pour traiter la baisse de libido chez les femmes, qui sont souvent couverts par l'assurance maladie aux États-Unis[14] et que je n'ai pas encore essayés. Le premier est une petite pilule rose non hormonale appelée Addyi, qui, après quelques semaines, peut augmenter l'excitation et diminuer l'inhibition. Le second, Vyleesi, est un produit injectable (vous vous faites une piqûre dans l'abdomen ou la cuisse). Il agit sur un ensemble de différents neurotransmetteurs et est disponible à la demande (comme le Viagra), c'est-à-dire que vous le prenez environ quarante-cinq minutes avant d'avoir des rapports sexuels.

Un médecin qui étudie votre santé sexuelle peut vous faire remplir un questionnaire appelé « Index de la fonction sexuelle féminine », qui mesure la libido, l'orgasme, l'excitation, la douleur, la satisfaction et la lubrification. (Si vous êtes comme moi et que vous adoriez l'époque où vous faisiez les quiz dans *Cosmopolitan*, vous pourriez apprécier ce questionnaire. Vous pouvez trouver le test en ligne). Selon les médecins, une femme qui vient se plaindre de problèmes sexuels peut avoir un problème dans un seul de ces domaines ou dans les six. Et il existe différentes solutions pour chacun d'eux.

La testostérone est un traitement dont vous avez peut-être entendu parler. Mais vous vous dites sûrement : *N'est-ce pas une hormone masculine ?* En 2019, l'International Menopause Society[15] a publié une déclaration de consensus mondial en faveur de l'utilisation de la testostérone chez les femmes.

14. Mais non vendus en France.

15. L'International Menopause Society est une organisation caritative basée au Royaume-Uni. Créée en 1978 à Jérusalem lors du deuxième Congrès de la ménopause, elle compte actuellement des membres dans 62 pays.

Bien qu'à l'heure où nous écrivons ces lignes, la thérapie à la testostérone ne soit toujours pas approuvée par la FDA pour les femmes ménopausées, l'International Menopause Society a déclaré qu'un patch de testostérone en fournissant 300 mg par jour, ou une crème libérant 10 mg par jour, utilisé avec ou sans traitement œstrogène et progestatif, pourrait améliorer « la fréquence des événements sexuels satisfaisants, l'excitation, l'orgasme, le plaisir, la réactivité et l'image de soi. »

Les femmes disent parfois qu'elles ont peur de développer des caractéristiques « masculines » si elles prennent de la testostérone. En réalité, elles ont naturellement de la testostérone ; chez une femme, la prise de suppléments de testostérone peut provoquer de l'acné ou une pilosité faciale plus importante, mais en si faible dose, il est peu probable que des symptômes plus graves surviennent. Pour beaucoup de femmes, le traitement augmente la libido et le niveau d'énergie.

J'ai une amie qui m'a raconté une horrible histoire à propos d'une erreur de dosage :

« J'ai commencé à prendre beaucoup de poids et je n'arrivais pas à m'en débarrasser, alors j'ai consulté mon gynécologue. J'avais parlé à quelques amies qui m'avaient dit qu'elles prenaient de la testostérone et que cela les avait beaucoup aidées à se débarrasser du gras de leur ventre.

Lorsque j'ai pris la boîte qui m'avait été prescrite, je n'ai pas demandé conseil au pharmacien et j'ai simplement cherché en ligne quelle était la posologie. Il m'a semblé que je devais en frotter un peu sur l'arrière des deux cuisses tous les jours. Cela m'a semblé beaucoup. Mes amies, quant à elles, n'en mettaient qu'une petite quantité à l'arrière de leurs mollets. Mais j'ai décidé de croire Internet.

Très vite, je me suis sentie vraiment bizarre. J'ai commencé à avoir ce que je ne peux décrire que comme des épisodes d'une sorte de rage aveugle dirigée contre mon mari.

J'inventais des histoires à propos de ses liaisons. Je ne me souviens pas vraiment de ces mois-là, mais apparemment, de novembre à janvier, j'étais folle au point que cela a failli me coûter mon mariage. Mes cheveux ont commencé à tomber et j'ai pris encore plus de poids.

Finalement, j'ai envoyé un message à mon médecin généraliste pour lui dire que je voulais venir faire des analyses de sang. Lorsque j'y suis allée, il m'a fait asseoir et m'a demandé : « Qu'avez-vous fait de différent ces derniers temps ? »

J'ai répondu : « J'ai un patch d'œstrogènes et, il y a quelques mois, j'ai commencé à prendre de la testostérone. Ces derniers temps, je dis des choses insensées à mon mari et je suis très en colère. »

Il m'a demandé combien de testostérone je prenais. Je lui ai dit la vérité et ses yeux lui sont sortis de la tête. Les trente tubes qu'il m'avait donnés auraient dû durer 270 jours. Je les avais épuisés en vingt-sept jours.

« Oh non, a-t-il dit. Vous êtes en surdose et cela vous rend psychotique ! »

Je réalise à quel point il était insensé que je m'inquiète de mon poids et non du fait que j'étais complètement folle.

Je ne suis pas retournée voir ma gynécologue, mais je lui ai envoyé un message : « Quand je vous ai écrit pour vous dire que j'avais une réaction étrange à ce médicament, vous n'avez même pas cherché à savoir ce que c'était. »

Elle m'a dit plus tard qu'elle pensait que j'avais des problèmes avec mes cheveux. Elle n'avait jamais parlé de changement de comportement ni de colère. Et j'ai eu l'impression qu'elle ne m'avait donné aucun conseil. Je suis ravie d'avoir détecté le problème avant que je ne perde complètement la tête et mon mariage, mais je ne retrouverai jamais ces trois mois !

Il est important de savoir qu'un médecin peut aider à déterminer le dosage de testostérone pour un bénéfice maximal sans effets secondaires graves. Lorsque j'ai essayé la testostérone pour la première fois, je n'ai ressenti que les effets secondaires, sans aucun bénéfice. J'aurais probablement dû tester différents dosages pour trouver le bon, mais j'ai simplement choisi d'arrêter de le prendre.

Lors de ma dernière visite, ma gynécologue m'a convaincue d'essayer à nouveau, et cette fois-ci, ça a marché. Peut-être que le dosage est adapté ou peut-être que je n'en avais pas besoin jusqu'à présent. La leçon que j'en ai tirée est qu'il ne faut pas exclure quelque chose pour toujours simplement parce que cela n'a pas fonctionné une fois il y a dix ans. La ménopause est un voyage. Les circonstances et les corps changent, les produits évoluent – et au moins, je ne prenais pas vingt-sept fois la dose recommandée !

« Personne ne connaît mieux votre corps que vous-même », a déclaré la Dr Javaid, qui nous a encouragées à faire confiance à notre instinct concernant notre propre santé et à trouver des partenaires ouverts à la communication. La sexualité, c'est compliqué !

Une amie m'a décrit la douleur qu'elle ressentait lorsqu'elle essayait d'avoir des rapports sexuels : « J'avais l'impression que cent couteaux transperçaient mon vagin. »

« Si vous donnez à une femme un médicament pour stimuler son désir, mais que les rapports sont toujours douloureux, elle ne voudra pas faire l'amour, a expliqué la Dr Javaid quand j'ai mentionné ce problème. Si le problème vient de la relation, si le partenaire se sent rejeté et est maintenant en colère, même si vous stimulez son désir, si vous ne réglez pas ce qui s'est passé dans la relation, la patiente "échouera" avec un médicament qui augmente la libido. Mais ce n'est pas un échec. C'est que vous ne lui avez pas proposé tout le cadre de soins dont elle avait besoin. »

Sans parler de ménopause, beaucoup de femmes ne veulent avoir des rapports sexuels que si elles se sentent émotionnellement proches de leur partenaire, alors que les hommes ont tendance à se sentir proches *après* les rapports sexuels. Lorsque des problèmes physiologiques entrent dans l'équation, cela peut devenir un obstacle insurmontable à moins d'avoir des conversations d'adultes, aussi difficiles soient-elles : s'ouvrir entièrement, dire des vérités difficiles et être honnête sur l'imperfection supposée de son corps. Ces conversations peuvent devenir la forme de préliminaires la plus excitante. Selon moi, dire ce que vous voulez et ce dont vous avez besoin tend à rapprocher tout le monde de ce qu'il veut et de ce dont il a besoin, bien plus rapidement.

Il est certain que nous devons ignorer les messages culturels qui affirment qu'il y a une bonne ou une mauvaise manière de faire les choses, ou que nous sommes défaillantes si nous ne ressemblons pas aux femmes des séries télévisées ou des films pornographiques, qui atteignent l'orgasme après quelques minutes de pénétration, sans lubrifiant, ni conversation, ni préliminaires. La vérité, c'est que moins de 30 % des femmes parviennent à l'orgasme uniquement par la pénétration vaginale. Même avec le type de stimulation adéquat, il nous faut, en moyenne, quatre à dix minutes pour atteindre l'orgasme seules, et dix à vingt minutes avec un partenaire.

Les hommes aussi rencontrent des problèmes sexuels à cette période de la vie. « Si vous avez un partenaire masculin d'un certain âge, son corps change également, explique Kelly Casperson. Son érection n'est plus aussi solide qu'à vingt-trois ans. Et certaines positions ne fonctionnent plus aussi bien. Comment faire pour naviguer dans tout cela et rester intimes ? » Les hommes d'âge moyen ne reçoivent pas toujours les meilleurs soins médicaux, eux non plus, ce qui peut affecter leurs partenaires féminines.

La Dr Casperson m'a dit : « Quand les hommes viennent me voir pour du Viagra, je leur demande : “ En avez-vous parlé à votre partenaire ? Est-ce qu'elle est intéressée ? Est-ce qu'elle a vu un médecin ? Prend-elle des œstrogènes vaginaux ?" Neuf fois sur dix, ils me disent qu'ils n'en ont pas parlé avec elle. Et je leur réponds : "Donc, vous êtes dans mon bureau pour obtenir du Viagra afin de mettre votre pénis quelque part, mais vous n'avez pas parlé à la personne avec qui vous voulez le faire ? Où est censé aller ce pénis ?" »

Je ne compte plus le nombre de femmes qui m'ont dit qu'elles auraient préféré que leurs partenaires leur parlent avant de prendre du Viagra. Si une femme n'a pas de lubrifiant et qu'elle ne reçoit pas les préliminaires physiques et émotionnels dont elle a besoin, ce n'est pas une bonne nouvelle de savoir que l'homme de sa vie peut soudainement tenir toute la nuit !

Heureusement, il existe des solutions pour pratiquement toutes les situations sexuelles auxquelles vous pourriez être confrontées pendant la ménopause. Des amies ont retrouvé leur libido après la ménopause grâce à une thérapie hormonale, la pornographie ou des sex-toys. Voici ce que je recommande toujours à celles qui viennent me voir en souffrant, en se demandant quoi faire : il n'y a aucune honte à demander de l'aide, et aucun macho ne devrait nous conseiller de « tenir bon ».

« Ma mère m'a dit d'accoucher naturellement parce qu'elle l'avait fait, m'a confié Kelly Casperson. J'étais déjà médecin à ce moment-là. Je lui ai répondu : "Maman, on donne des antidouleurs aux gens qui se cassent le fémur. Je suis à peu près certaine que je vais en prendre pour accoucher. Ça me semble être une douleur équivalente. Tu portes des chaussures, tu conduis une voiture et tu as la climatisation. Pourquoi veux-tu rester naturelle seulement en ce qui concerne ton vagin ? Cela n'a aucun sens." »

Vibromasseurs, œstrogènes vaginaux, meilleure communication, médicaments pour la libido – tout cela peut contribuer à une expérience sexuelle plus épanouissante à ce stade de la vie d'une femme. Le sexe peut et doit être amusant. Une de mes amies, lorsqu'elle est passée de fertile à ménopausée, a dit qu'elle était « fermée pour les affaires, mais ouverte au plaisir ! »

La Dr Emily Morse, qui anime le podcast « Sex with Emily » et qui l'autrice de *Smart Sex*, m'a confié qu'elle avait simulé des orgasmes jusqu'à trente-cinq ans. Elle a dit qu'à l'âge mûr, elle avait enfin identifié ce qui lui procurait du plaisir et avait réalisé qu'elle ne passait que 3 % de son temps à faire ces choses. Elle a ajouté que « le plaisir est productif », et que le plaisir « engendre le plaisir ». (À ce propos, mesdames, pouvons-nous toutes commencer à offrir des vibromasseurs à nos amies pour leur anniversaire ?)

Cela dit, il est également tout à fait acceptable de fermer boutique ! J'ai des amies qui en ont fini avec le sexe, et tant mieux pour elles. Ma mère disait toujours, en parlant de la vieillesse : « Tu passes à la phase jardin, où tu aimes regarder les choses pousser avec le temps. » (Ce à quoi je répondais dans ma tête : *Euh, je vis en ville. Il n'y a pas de jardin près de chez moi. Et même si j'adore les fleurs et les plantes, j'ai deux enfants, un chien et quelques amphibiens qui ont besoin de grillons et de vers. Je ne suis pas équipée pour m'occuper de plus de choses vivantes en ce moment. Personnellement, je préfère régler le problème dans la chambre.*)

Il n'y a aucune obligation à avoir des rapports sexuels ou à être sexy, à n'importe quel âge. Je connais des femmes qui ont redirigé cette énergie vers leur travail ou leurs amitiés. Et il existe de nombreuses relations saines qui sont nourries par toutes sortes d'intimités. Une amie m'a dit : « On se câline et on regarde des films, et c'est comme ça qu'on reste proches. » Une autre : « Si je n'ai plus jamais de rapports, ça me va très bien. J'ai d'autres priorités maintenant. »

Pendant ce temps, Liz, à soixante-dix ans, n'a jamais été aussi épanouie sexuellement.

Comme moi, Liz n'a pas reçu beaucoup d'informations de la part de sa mère. « Elle ne comprenait pas pourquoi tout le monde se plaignait de vieillir, m'a-t-elle dit. Elle disait : "On peut passer à autre chose ? Oui, je traverse la ménopause – au fait, tu lis quoi en ce moment ?" »

Donc Liz s'est dit que tout irait bien pendant sa ménopause. Après tout, sa mère avait eu six enfants, et elle allait bien ! (Aujourd'hui, elle pense que sa mère souffrait probablement mais faisait bonne figure.) Elle a donc été surprise par la difficulté de la transition : « Pendant la périménopause, j'ai pris tellement de poids, environ vingt-cinq kilos. J'ai toujours été une personne sexuellement très active, et soudainement tout est devenu compliqué. Parfois, j'avais vraiment envie de sexe, plus que dans ma jeunesse. Et d'autres fois, rien, je n'étais pas du tout intéressée. En réalité, je suis devenue obsédée par le jardinage, alors que, contrairement à ma mère, je détestais ça ! Je suis aussi devenue obsédée par la nourriture. Pendant le sexe, je regardais dans le vide et je pensais à une pizza. Et j'ai commencé à l'imaginer pendant l'acte : une pizza aux pepperoni qui cuit. Finalement, je n'avais plus du tout envie de sexe. Cette partie de moi était morte. »

Liz avait entendu parler du traitement hormonal substitutif (THS) et se demandait si cela pourrait être une solution. Elle a consulté un médecin, mais comme sa mère était décédée d'un cancer du sein à soixante-sept ans, et que le médecin n'était pas formé à la ménopause, il lui a dit non. Et ce, bien que Liz n'ait pas le gène BRCA.

Un autre médecin lui a même dit : « Quand les femmes vont-elles accepter le rythme de leur vie ? Vous avez votre adolescence, vos vingtaines, vos trentaines, vous avez des enfants, et maintenant vous entrez dans une autre phase de votre existence. »

C'est tellement frustrant ! Cette femme pleine de vie et de sensualité souffrait, et le médecin lui tapotait la main en lui disant de faire avec !

Finalement, elle a fait ses propres recherches sur les hormones et s'est rendu compte qu'elles seraient probablement sans danger pour elle. Elle a trouvé un nouveau médecin qui lui a prescrit une faible dose de THS, et elle s'est tout de suite sentie beaucoup mieux.

« Mon clitoris était à nouveau réactif ! a dit Liz. Quand un homme m'appelle, je suis déjà excitée rien qu'en discutant. J'ai soixante-dix ans, et je veux que les femmes plus jeunes sachent que la vie ne doit pas s'arrêter avec la ménopause. Je suis tellement pleine de vie. Plus que vous ne pourriez jamais l'imaginer. Mon mantra, c'est de dire "oui" à tout. J'ai confiance en mon apparence. J'ai appris à me concentrer sur la générosité, sur le don de soi, sur l'amour. Quand vous regardez autour de vous et que vous arrêtez d'être obsédée par ce qu'il se passe à l'intérieur, vous vous sentez tellement vivante. Mon téléphone est plein de sextos d'un homme que je désire. Je suis prête pour n'importe quelle aventure au pied levé. Je vis ma meilleure vie. Je l'ai bien méritée. »

À cet âge, nous avons eu notre lot d'expériences, bonnes et mauvaises, et en avons tiré des leçons. Nous ne sommes plus guidées par notre désir de reproduction ou notre peur de tomber enceinte. Nous sommes prêtes à dire : « Oui, non, ne mets pas ta main là. Mets-la ici. »

Je pense que les femmes peuvent parfois devenir bien plus connectées à leur sexualité en vieillissant parce qu'elles se connaissent mieux, et qu'elles perdent la maladresse de la jeunesse. À ce stade de la vie, vous devez peut-être être plus organisée – il vous faut peut-être un lubrifiant à portée de main, par exemple –, mais plus vous êtes à l'aise avec vous-même, plus vous savez ce que vous voulez, plus vous pouvez le dire à votre partenaire, et plus le sexe devient agréable pour tout le monde. Il y a quelque chose de tellement libérateur dans le fait d'accepter des vérités difficiles et de se libérer de la honte.

Ce qu'on devrait vraiment nous dire à propos du sexe pendant la ménopause :

- La libido diminue souvent à cet âge, mais le corollaire féminin du dysfonctionnement érectile, le trouble du désir sexuel hypoactif (TDSH), peut être traité.
- L'Index de la fonction sexuelle féminine prend en compte six domaines : désir, excitation, lubrification, orgasme, satisfaction et douleur. Une femme peut avoir des problèmes dans un ou plusieurs de ces domaines.
- Il existe un écart naturel et normal entre un partenaire masculin et un partenaire féminin en ce qui concerne l'atteinte de l'orgasme. Pour les femmes, le temps moyen entre le début d'un rapport et l'orgasme est de quatre à dix minutes en solo, et de dix à vingt minutes avec un partenaire. Il est également très courant d'avoir besoin de quelque chose en plus de la pénétration pour atteindre l'orgasme.
- Les fuites urinaires, les infections urinaires fréquentes et la sécheresse vaginale peuvent toutes contribuer à la diminution des réponses à la stimulation sexuelle, et une crème à base d'œstrogènes peut aider à soulager ces symptômes.
- Le mythe du "à prendre ou à laisser" est faux. Dire aux femmes qu'elles doivent avoir des relations sexuelles pour éviter un changement hormonal qui pourrait rendre le sexe douloureux est insensé.
- Un traitement à base d'œstrogènes vaginaux peut aider à traiter de nombreux symptômes du TDSH. Certains changements de mode de vie peuvent également faire une différence, tout comme la testostérone (avec le bon dosage !). La communication est souvent un facteur majeur dans le plaisir sexuel des femmes.

Chapitre 4

LA HONTE

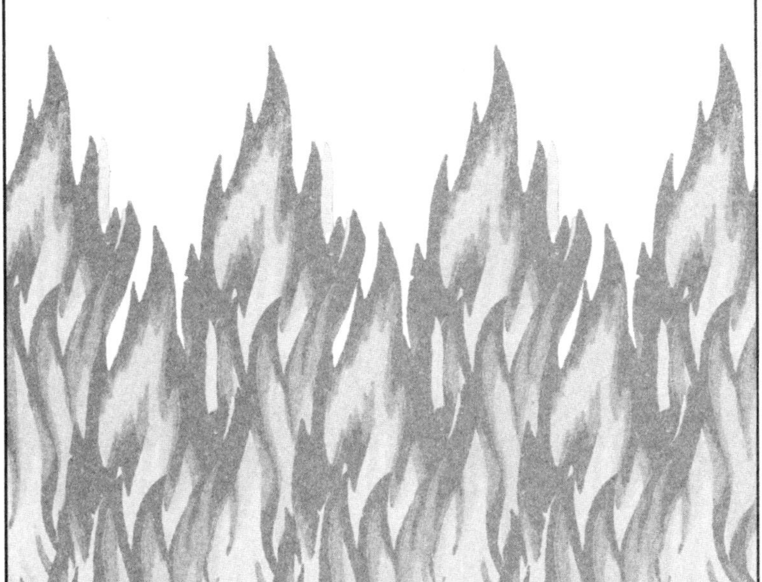

La honte – un sujet si vaste. Par où commencer ? Dès la puberté, je me comparais constamment aux autres. À l'âge de douze ans, je suis allée, comme mon frère, en pensionnat. Entourée quotidiennement d'une trentaine d'autres filles, je voyais bien que mon corps ne changeait pas à la même vitesse. Il y avait une compétition implicite entre les filles : Qui a les plus gros seins ? Qui met des mouchoirs dans son soutien-gorge ? Qui a ses règles ? Qui a embrassé quelqu'un ? Qui a des poils pubiens ? Nous étions comme des détectives essayant de résoudre un meurtre. Nous passions des heures à parler de ça, pleines d'impatience. J'étais toujours la dernière à chaque étape, et je vivais dans la crainte que tout le monde le découvre.

J'avais quatorze ans et je n'avais toujours pas mes règles, tout comme une de mes amies. Jusqu'au jour où elle est venue me voir en courant et en disant : « Je les ai ! » Mon cœur s'est brisé.

« Non, tu n'as pas tes règles ! dis-je à mon amie. Je parie que c'est faux. Ne me laisse pas toute seule ! »

« Mais si, je te jure, j'ai eu mes règles ! dit-elle. Viens, regarde ! »

Elle m'a entraînée dans la salle de bains et m'a montré sa serviette hygiénique trempée.

« Oh, mon Dieu ! c'est vrai », ai-je murmuré, comme si on m'avait annoncé une terrible nouvelle.

La vue de cette serviette m'a fait paniquer : cela signifiait que j'avais échoué à devenir une femme ! La fête de l'âge adulte battait son plein et je n'avais pas reçu d'invitation. J'ai pensé : *Il faut que je fasse partie de cette fête, d'une manière ou d'une autre. Il le faut.*

J'ai donc fait ce que je pensais devoir faire pour entrer dans le club : je me suis acheté une boîte de tampons. Puis je me suis enfermée dans la salle de bains et j'ai passé quarante-cinq bonnes minutes à en introduire un dans mon vagin qui ne saignait pas encore. Je n'avais certes pas mes règles, mais lorsque je me changeais ou sortais de la douche, je voulais que toutes les filles qui me regardaient voient la ficelle et sachent que j'étais l'une d'entre elles.

D'après mon expérience, il n'y a pas grand-chose dans la vie d'une fille ou d'une femme que la honte ne touche pas. Comme ne pas avoir encore eu ses règles ou avoir des règles trop abondantes. Ne pas avoir perdu sa virginité ou avoir couché avec trop de personnes. Avoir subi une césarienne, avoir eu une péridurale, ne pas avoir allaité, ne pas avoir eu de bébé du tout, avoir eu trop de bébés. Ne pas travailler assez ou travailler trop. Trop féminin, trop effrayant. Trop humide, trop sèche. Trop petite, trop féminine. Trop ambitieuse, trop paresseuse. Trop salope, trop frigide. Trop soucieuse de son apparence, pas assez soucieuse… Stop !

J'ai appris à me masturber grâce à *Cosmopolitan* et j'ai passé tout un été à lire des scènes coquines dans les livres de Sidney Sheldon, même si je me sentais bien trop gênée pour en parler à une amie. Combien de conversations réconfortantes et rassurantes avons-nous ratées à force de ne rien nous dire, de nous focaliser sur de prétendues lacunes, *terrifiées* de ce que ça pourrait signifier pour nos perspectives romantiques ?

Aujourd'hui, je trouve cet épisode de mon adolescence bien ironique. Nous passons la première partie de notre vie à essayer d'être plus matures. Puis, à un moment donné, la question devient : « Comment paraître plus jeune ? Comment rester jeune ? »

Cette sensation de ne jamais avoir le « bon âge » m'a suivie à Hollywood. Pourquoi me suis-je toujours sentie trop jeune ou trop vieille, mais jamais exactement du bon âge ? Pendant longtemps, j'ai été la plus jeune personne sur le plateau. Maintenant, je suis l'une des plus vieilles. Pourquoi ne me suis-je jamais, pas une seule fois en plusieurs décennies de tournage, sentie juste « comme il faut » ?

J'ai longtemps eu peur de parler de la ménopause et je n'avais dit à personne, pas même à mes proches, que je prenais des hormones. Progressivement, j'ai commencé à en parler, en faisant des blagues sur les chutes d'œstrogènes, ce genre de choses. J'essayais de trouver une façon mignonne de dire que j'étais ménopausée sans vraiment le dire. Mais au fur et à mesure que je tâtais le terrain, l'aveu était souvent accueilli par des rires nerveux ou des « Oh, ne sois pas bête ! C'est beaucoup trop tôt pour la ménopause ». Confirmation que mon corps avait échoué. Mon sentiment de honte s'est intensifié.

C'était terrible de vivre avec ce poids. J'ai été très profondément affectée par le fait que je ne pouvais exprimer ni mes peurs ni mes sentiments. Je me sentais seule. Tout comme j'avais eu l'impression de ne pas pouvoir parler ouvertement de mon infertilité, quelques années plus tard, j'avais l'impression de devoir garder secrètes mes difficultés liées à la ménopause. C'est devenu une sorte de monstre dans le placard.

J'ai commencé à me poser des questions qui affectaient ma confiance en moi : *Puis-je encore jouer les premiers rôles féminins ?* Car ce n'était pas seulement la fin de mes menstruations. C'était la fin de tout : de la fertilité, de la sexualité, de la vitalité et de ma capacité à être honnête avec les autres sur ce que je traversais.

On ne peut pas porter ce genre de fardeau éternellement, mais pendant si longtemps, je n'ai pas su comment expliquer à quel point j'étais sensible et à quel point je ne comprenais pas ce qui se passait.

Lorsque j'ai appelé Jen Gunter, médecin spécialiste de la ménopause, pour lui demander ce qu'elle pensait de la honte, elle m'a répondu qu'elle était liée à tous les autres aspects de la vie d'une femme : « Malheureusement, presque tout ce que je traite dans mon travail est empreint de honte. Je rencontre des femmes qui ont des problèmes de santé vaginale et qui pensent que leur vagin pue, et je vois des femmes qui ont des problèmes de vulve et qui pensent que leur vulve est laide. Et puis je vois des femmes qui se sentent complètement invisibles ou honteuses parce qu'elles sont ménopausées. Et je pense que ces peurs sont tout à fait normales dans la société patriarcale dans laquelle nous vivons, car vous n'avez de valeur que si vous êtes une reproductrice. Et lorsque vous avez fini de vous reproduire, vous devez vous taire et quitter le navire. Et d'ailleurs, vous devez être une mère avec un vagin serré parce que les hommes ne comprennent pas comment fonctionnent les vagins. Si ta mère a grandi dans ce système, et sa mère aussi, et sa mère encore, nous baignons en fait dans ce système depuis des siècles. »

Je suis d'accord avec elle. Dans mon métier, je vois tant de stars masculines dans la quarantaine ou la cinquantaine en couple avec des femmes de vingt-quatre ans. « Nous voyons toutes les mêmes femmes à la télévision, avec la même apparence, explique la Dr Gunter. On nous transmet des messages sur la virginité et sur l'idée qu'une fois que l'on a fini d'être utiles aux hommes, on est bonnes pour la poubelle. Ce n'est pas si différent de ce qui se passe dans la série *La Servante écarlate*. Votre valeur réside en votre capacité à être une épouse et une mère, une personne. J'ai participé à des réunions de service à l'hôpital où l'on m'a conseillé de voir un psychiatre parce que je m'étais énervée pour quelque chose. Je ne pleurais pas, je ne criais pas. Je disais simplement que c'était inacceptable. »

En général, les femmes âgées jouent dans des comédies, elles ont des rôles d'excentriques. Ce qui n'empêche pas que ce soit souvent très, très drôle. J'adore la série télévisée britannique *Absolutely Fabulous*. Les personnages d'Edina et de Patsy étaient hilarants. (Je m'identifiais à la fille timide,

Saffy, parce que j'étais pareille et que ma mère était audacieuse – elle portait des vêtements fabuleux et brillants, et je ne pense pas qu'elle m'en voudrait de vous dire qu'elle avait une grande bouche.)

Nous nous tournons toujours vers l'extérieur pour déterminer ce qui est « normal ». À partir de là, il n'y a pratiquement aucune limite à ce que nous nous infligeons pour rentrer dans le moule, pour combattre la solitude et la honte de notre corps qui ne correspond pas à celui des femmes que nous voyons autour de nous. L'insécurité et l'isolement commencent dès le plus jeune âge et, pour moi, ils ont surgi à nouveau lorsque je suis devenue ménopausée. Historiquement, la ménopause était considérée comme tellement honteuse que les gens ne l'appelaient même pas par son nom, mais utilisaient plutôt des euphémismes : « le changement de vie », « le climatère », « le second printemps », « le retour d'âge », « l'âge critique », « la puberté inversée », « la retraite ovarienne »...

Trop souvent, les médecins manquent de formation et décident que leurs patientes sont simplement fatiguées, déprimées ou délirantes. C'est l'un des principaux facteurs qui expliquent le douloureux parcours de honte de tant de femmes durant la ménopause – parce qu'elles avaient l'impression d'être hypocondriaques ou n'ont pas pu obtenir le soutien dont elles avaient besoin. Elles se sont donc repliées sur elles-mêmes et se sont cachées.

Pendant de nombreux mois, j'ai souffert d'une épaule que je ne pouvais pas utiliser comme je le voulais. Je pensais que ça disparaîtrait avec le temps, mais après une année entière de douleur constante, de kinésithérapie et de discussions avec d'autres amis qui avaient la même chose, je suis allée voir un médecin. J'ai expliqué que cela m'empêchait de dormir la nuit et que cela durait depuis longtemps.

J'ai fait une IRM. Lorsque le médecin l'a vue, il m'a demandé : « Comment vous êtes-vous blessée ? »

« Je ne me suis pas blessée. C'est apparu d'un coup il y a un an et ça ne s'est pas amélioré. Des amies qui ont souffert de la même chose m'ont dit que cela pouvait être lié à la ménopause, quelque chose qui s'appelle "l'épaule gelée" et… »

« D'accord, c'est une capsulite adhésive. Faites-vous une piqûre de cortisone et voyez si ça vous aide », a dit le médecin avec un sourire condescendant et j'ai compris à son ton qu'il n'appréciait pas que je mette en doute l'avis d'un expert médical.

Le médecin que j'ai vu après, plus jeune que le premier, a eu la même réaction. Il a souri et a eu l'air embarrassé lorsque j'ai prononcé le mot « ménopause », et ça m'a immédiatement mise mal à l'aise. Je ne m'attendais pas à ce que lui ou le premier médecin aient la capacité de m'aider puisque la ménopause n'était pas leur spécialité, mais je ne m'attendais pas non plus à ce qu'on m'interroge comme si j'étais une enfant : « Vous êtes sûre de ne pas vous être blessée et d'avoir oublié ? »

Mais cette fois-ci, j'ai insisté. J'ai insisté pour qu'il fasse une recherche sur le lien entre « ménopause » et « épaule gelée ». « Pourquoi n'y aurait-il pas un lien possible ? Il y a des récepteurs d'œstrogènes partout dans le corps. Les femmes âgées de quarante à soixante ans sont les plus concernées par ce syndrome. Une douzaine de mes amies en souffrent également. »

Il m'a dit qu'il n'en avait jamais entendu parler et que cela semblait anecdotique. Il devait penser que j'étais une WW, une « *Whiny Woman* » (« femme pleurnicharde ») : c'est comme ça que certains médecins appellent les femmes qui viennent se plaindre dans leur cabinet. (Pour information, je pense que la piqûre m'a aidée, même si, quatre mois plus tard, j'ai recommencé à avoir mal).

L'influence du patriarcat a limité l'éducation des médecins sur la façon dont la ménopause affecte l'ensemble du corps des femmes. La différence de savoirs selon les sexes en matière de santé est considérable. Si nous voulons éviter de sombrer dans la honte, il faut changer beaucoup plus de choses. Et les femmes doivent contribuer à changer le discours. Ne souffrez pas. Ne vous attendez pas à souffrir. Demandez de l'aide. Et si, par ignorance, les médecins vous trouvent ridicules ? Vous les payez. C'est leur travail de vous prendre au sérieux même s'ils pensent que vous avez tort.

Autre sujet de honte : le sexe, et surtout le désir d'en jouir. Certaines femmes qui, ménopausées à cause d'un traitement anticancéreux, sont allées voir leur médecin pour se plaindre de rapports sexuels douloureux et se sont entendu répondre, en substance : « Vous devriez vous estimer heureuse d'être en vie. » Vous imaginez ? Comme si une femme devait avoir honte de vouloir profiter pleinement de sa vie !

« La grande majorité des patientes que je traite sont des femmes souffrant d'un cancer du sein dont la sexualité a été impactée par leur traitement anticancéreux », explique la Dr Stacy Lindau. Si une femme qui en est atteinte n'est pas déjà ménopausée lorsqu'elle suit un traitement anticancéreux, quel que soit son âge, la chimiothérapie déclenchera très probablement le processus. Et souvent le début est beaucoup plus brutal et les symptômes de la ménopause sont plus violents. Elles souffrent de sécheresse extrême, d'irritation de la zone génitale, à la fois externe au niveau de la vulve et interne au niveau du vagin, d'une perte de sensation au niveau du clitoris, et même (chez les femmes qui suivent un traitement antihormonal) d'un aplatissement du clitoris ou d'une sensation de « Où est passé mon clitoris ? »

« Imaginez que nous traitions les hommes de cinquante ans avec un médicament qui va faire rétrécir leur pénis ou le rendre méconnaissable. Les médecins en parleraient et, d'ailleurs, aucun patient ne prendrait jamais ce médicament. Mais pour les femmes, nous n'avons même pas fait de recherches pour suivre l'impact de ces médicaments sur la taille, le volume, la sensibilité du clitoris, pour conseiller les femmes d'une manière scientifique et fondée sur des preuves. Mais cela fait plus de quinze ans que je vois des femmes atteintes d'un cancer du sein sous inhibiteurs de l'aromatase. J'ai donc de bonnes preuves empiriques de ce qui se passe dans ma pratique clinique. »

Arrêtons-nous un instant pour souligner qu'à cause de ces médicaments, une ménopause précoce est déclenchée chez de nombreuses femmes traitées pour un cancer, et qu'elles doivent ensuite subir des problèmes de santé sexuelle en raison de l'épuisement des œstrogènes. Elles doivent faire face à tout ça et on leur répond qu'elles devraient être contentes d'avoir survécu !

Je pense que de nombreuses femmes souffrent de traumatismes liés à l'accouchement, mais qu'on leur dit de se contenter d'être heureuses d'avoir un bébé en bonne santé. Après ma césarienne, j'ai pleuré parce que je n'avais pas réussi à donner naissance « de manière naturelle » et que je me retrouvais avec une plaie béante dans le corps. J'étais tellement déterminée à accoucher par voie basse la deuxième fois que j'ai renvoyé mon obstétricienne à la 36e semaine de grossesse lorsqu'elle m'a dit qu'elle ne faisait que me brosser dans le sens du poil en me faisant miroiter un accouchement naturel. Mais bien qu'ayant changé de médecin, j'ai à nouveau vécu un accouchement traumatisant, qui a envoyé mon bébé en soins intensifs néonatals pendant trois jours, et j'ai pensé que tout était de ma faute.

Heureusement, j'ai commencé, dans tous les domaines de ma vie, à arrêter de me soucier de ce que les gens pensaient. Peut-être parce que j'ai enfin réalisé que la honte me demandait une énergie que je n'avais pas. Le fait d'en parler à mes amies, à Billy, qui s'est montré très compréhensif, puis de m'exprimer publiquement sur mon expérience, a atténué ma honte et m'a permis d'accepter la réalité de mon corps ménopausé.

Ce changement s'est manifesté un jour à la pharmacie. J'allais chercher mon traitement hormonal substitutif, ainsi qu'une ordonnance et une crème pour une infection urinaire. Lors du passage en caisse, le pharmacien a commencé à annoncer tout cela dans le haut-parleur : « Vérification des prix : Allée 4, section des soins vaginaux… »

Oh, mon Dieu ! ai-je pensé, me sentant comme lorsque j'achetais des tampons quand j'étais adolescente. Les pharmaciens se sont mis à discuter bruyamment de mon achat de Vagisil tandis qu'une file d'attente se formait derrière moi.

Lorsque je me suis retournée pour partir, j'ai vu un père de l'école de mon enfant. J'ai évité son regard, espérant qu'il comprendrait ma gêne et me laisserait tranquille.

Il ne l'a pas fait.

« Naomi, c'est super de te voir ! Comment vas-tu ? » s'est-il exclamé.

Euh, là tout de suite, je pense que tu sais comment je vais, Ted.

« Je vais bien, Ted, merci, ai-je répondu. Et ça ira mieux maintenant que j'ai mes médicaments. C'était sympa de te croiser. »

Ce qu'on devrait vraiment nous dire à propos de la honte :

- Durant notre vie, nous nous comparons aux autres femmes au détriment de toutes. L'un des avantages de la ménopause est que ces comparaisons prennent souvent fin. Et si nous sommes capables de parler ouvertement de la complexité de notre expérience, elles peuvent cesser encore plus tôt.
- Nous avons toutes des problèmes avec notre corps ; cela ne signifie pas que nous sommes défectueuses ou que nous devons être gênées en demandant de l'aide.
- Les femmes d'âge moyen traversent souvent une période où elles se sentent invisibles, ce qui est logique dans une société où la valeur des femmes est si étroitement liée à la beauté, la sexualité et la reproduction.
- Nous pouvons nous fier à notre instinct sur tant de choses, et nous pouvons apprendre à défendre nos intérêts face aux médecins.
- Se retenir de parler est épuisant. Parler de notre ménopause peut contribuer à faire disparaître la honte que nous ressentons, et celles des femmes autour de nous.

Chapitre 5

ANXIÉTÉ, COLÈRE, PANIQUE, DÉPRESSION, DEUIL

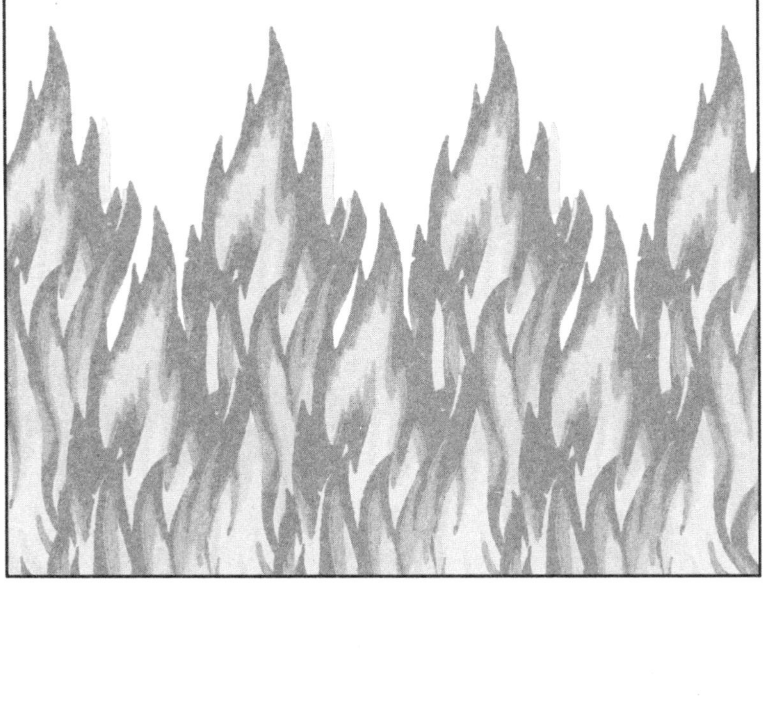

On dit que la ménopause est comme la puberté à l'envers, et pour beaucoup d'entre nous, c'est vrai. Ce n'est pas surprenant, car les fluctuations hormonales sont directement liées à l'humeur, et dans ces deux périodes de la vie, il est courant de connaître des hauts et des bas émotionnels intenses.

Une femme, qui est maintenant passée de l'autre côté, m'a raconté qu'elle avait passé plusieurs années à être malheureuse : « J'avais des bouffées de chaleur horribles qui ressemblaient un peu à des crises de panique ou de rage. Je voulais littéralement sortir de ma peau et tout casser. Arracher tous mes vêtements et donner des coups de pied dans le mur. Nous vivions dans un petit appartement, et je me cachais dans mon placard pour fuir mes enfants et ne pas leur montrer cet aspect de moi. »

Une autre se souvenait de sa mère au moment de sa ménopause : « Un soir, elle m'a lancé un poulet cru à la tête. Un poulet entier. »

J'ai été presque rassurée d'apprendre que le cycle anxiété-rage-panique avait même affecté la Dr Suzanne Gilberg-Lenz. Elle m'a raconté que cela lui était arrivé au milieu de la quarantaine : « Je devenais folle, m'a-t-elle dit. Je n'avais jamais eu de syndrome prémenstruel. Et puis, tout d'un coup, j'étais furieuse, vraiment. C'était terrible. Mon assistante médicale m'a avoué que tout le monde dans le cabinet connaissait les étapes de mon cycle menstruel à la façon dont je me comportais. Et je ne le savais même pas. »

Comme moi, Suzanne Gilberg-Lenz n'avait pas été préparée par ses aînées : « Ma mère était géniale, mais elle était des années cinquante. Elle ne m'a rien dit. Je n'avais aucune idée de ce qui allait venir. Et quand j'ai commencé à partager avec mes patientes ce que j'avais appris, j'entendais parfois : "Ça ne peut pas m'arriver !" Comme si je leur avais annoncé un cancer ! "Ça ne peut pas être la ménopause !" Comme si cela allait les tuer d'une manière ou d'une autre. »

Lors d'une conférence sur la ménopause organisée par Stripes Beauty, Ellen Vora, qui pratique la psychiatrie holistique et est l'autrice de *The Anatomy of Anxiety*, m'a dit : « Ces années périménopausiques et post-ménopausiques font des ravages sur la santé mentale, a-t-elle déclaré. Ce que je constate, ce sont des taux astronomiques d'anxiété – et pour de bonnes raisons. Le changement hormonal impacte directement la santé mentale, mais il perturbe aussi notre sommeil, ce qui, à son tour, contribue à la dépression et à l'anxiété. C'est un cercle vicieux. Ensuite, vous ajoutez à cela toutes les transitions de rôles que nous traversons à cet âge – éduquer de jeunes enfants et gérer nos parents plus âgés en même temps, puis nous avons des adolescents à la maison, avant de faire face au foyer vide. Pendant ce temps, nous sommes perçues différemment par la société, qui valorise avant tout la jeunesse. Alors, il n'est pas étonnant que les cas de dépression et d'anxiété augmentent.

Cela se manifeste différemment chez chacune. Une personne peut souffrir de troubles anxieux généralisés, comme un état chronique d'inquiétude et de tension. Une autre peut avoir des crises de panique inattendues ou développer des symptômes d'agoraphobie. Chez quelqu'un d'autre, cela peut être une exacerbation des symptômes d'anxiété sociale. Beaucoup de femmes connaissent une combinaison de différents symptômes. Sans parler de la dépression. »

Je lui ai demandé si elle avait remarqué la même chose que moi : on va chez le médecin, on lui décrit nos symptômes et hop, on repart avec du Prozac ou du Xanax et au revoir. « Oh, oui ! Une partie du problème est que les praticiens ont si peu de temps – en général, seulement huit à quinze minutes par patient. Ils sont débordés et en retard, et ils sont à peine formés pour gérer ces cas. Donc, si vous entrez et mentionnez que vous vous sentez plus anxieuse ou déprimée – ou, Dieu nous en préserve ! que vous commencez à pleurer – votre médecin se dit : Comment résoudre ce problème en sept minutes ? Quelle autre solution ont-ils à part rédiger une ordonnance ? »

« Une autre raison pour laquelle les médecins prescrivent rapidement des antidépresseurs pour les symptômes de la ménopause, ajoute Ellen Vora, c'est que la médecine occidentale a une compréhension fondamentalement erronée de la santé mentale. Nous fonctionnons selon "l'hypothèse des monoamines de la dépression et de l'anxiété" : c'est-à-dire que nos problèmes de santé mentale sont dus à un déséquilibre chimique génétique. Si nous sommes déprimés ou anxieux, c'est parce que nous avons un faible taux de sérotonine. Non seulement c'est notre compréhension la moins optimiste de la santé mentale, mais en outre, c'est faux. »

La Dr Vora est une des médecins qui plaident pour des définitions plus larges : « Des analyses ont révélé que pour la dépression légère à modérée, les antidépresseurs ne diffèrent pas beaucoup du placebo. Quand ça marche, c'est super. Mais pour la majorité malchanceuse qui n'en ressent pas suffisamment les effets, c'est dramatique. Pendant la ménopause, lorsque les changements des niveaux d'œstrogènes et de progestérone sont les véritables causes de la dépression et de l'anxiété, les médicaments psychiatriques, qui ciblent la sérotonine, ne s'attaquent pas à la racine du problème. Nous avons plus de chances de trouver une solution durable en abordant les causes profondes, que ce soit par une hormonothérapie ou des changements plus significatifs pour soutenir le sommeil, la nutrition, la réduction de l'inflammation, la mobilité, la santé intestinale ou la gestion du stress. Il est souvent important d'aborder également nos besoins psychospirituels, comme de se réserver un espace pour faire son deuil, traiter les traumatismes non résolus et se reconnecter à la communauté.

Lorsque nous changeons notre façon de voir la santé mentale, en passant de l'idée que c'est une fatalité chimique génétique à celle d'une "mentalité de croissance" – c'est-à-dire que notre santé mentale peut s'améliorer –, nous pouvons nous sentir plus fortes, plus optimistes et enfin être soulagées de ces symptômes. »

L'avis de la Dr Vora fait partie d'une conversation plus large qui remet en question l'utilisation systématique des antidépresseurs. C'est un sujet controversé, mais ce sur quoi tout le monde s'accorde, c'est que nous devrions avoir accès à toutes les options possibles, médicales ou autres.

La première étape consiste à identifier exactement ce qui ne va pas. Ellen Vora a expliqué qu'il existe deux types d'anxiété : la « fausse » et la « vraie ». « L'anxiété dite "fausse" est celle qui se manifeste dans le corps et qui est évitable – c'est l'anxiété qui provient d'un petit déjeuner sauté, de trop de caféine, d'un manque de sommeil ou d'une gueule de bois. Une fois que vous avez résolu la cause sous-jacente – en stabilisant la glycémie, en modérant la consommation de caféine, en privilégiant le sommeil et en évitant la consommation d'alcool –, cette anxiété-là disparaît. »

Il existe de nombreuses stratégies que nous pouvons mettre en place. Certains patients de la Dr Vora prennent une cuillère d'huile de coco ou de beurre d'amande plusieurs fois par jour pour stabiliser leur glycémie, avalent des suppléments de glycinate de magnésium, se promènent le matin au soleil et portent des lunettes filtrant la lumière bleue le soir, pour favoriser leur sommeil.

La « vraie » anxiété, quant à elle, n'est pas un problème à résoudre. Ellen Vora explique : « Être connecté à ce qui ne va pas dans le monde qui nous entoure est une bonne chose. Ce n'est pas quelque chose à pathologiser – c'est quelque chose à écouter. Je considère la "vraie" anxiété comme une sorte de barrière électrique, qui nous pousse à nous réaligner quand nous avons besoin d'un réajustement. Pour entendre le signal clair de cette anxiété, nous devons d'abord résoudre la fausse (sinon, nous risquons de confondre une chute de glycémie avec notre vérité intérieure profonde), et ensuite, nous devons marquer le pas, rester calmes et écouter. Les pratiques utiles peuvent inclure la méditation, les exercices de respiration, l'écriture intuitive, passer du temps dans la nature et – mon préféré – pleurer un bon coup. Nous portons toutes tant de chagrins non traités, non digérés. »

J'étais contente qu'elle aborde le sujet du deuil, car je pense qu'il n'est pas souvent discuté. Beaucoup d'entre nous, à cet âge, ont des raisons de pleurer, qu'il s'agisse de la perte d'un emploi, d'une relation, d'une grossesse, de voir nos enfants quitter la maison, de la mort de nos parents, de la maladie de nos amis, et d'un millier d'autres choses. De nombreuses femmes que je connais m'ont confié qu'elles avaient l'impression de s'être perdues elles-mêmes aussi. « Suis-je devenue la maman ringarde des comédies pour ados ? » m'a récemment demandé une amie. Parfois, pleurer est la réponse la plus appropriée à ce que nous traversons.

La romancière Sigrid Nunez, qui a remporté le National Book Award pour *L'Ami* (je joue dans l'adaptation cinématographique), écrit magnifiquement sur le deuil et sur la manière de l'accepter. Elle dit que nous pouvons éprouver une profonde tristesse pour la personne que nous aurions pu être et la vie que nous aurions pu avoir. Mais ce n'est pas une tragédie de ressentir du chagrin. Cela signifie juste que nous sommes humains.

Lorsqu'elle a pris la parole au Chicago Humanities Festival, Sigrid Nunez a dit quelque chose qui m'a profondément marquée : accepter ce que nous avons et ce que nous n'avons pas à l'âge mûr mène à « une certaine forme de mélancolie à propos de la vie, même chez des personnes optimistes et généralement heureuses. Parfois, cette tristesse inexpliquée ressemble à du chagrin. Du chagrin pour votre père qui est mort il y a dix ans et dont le deuil ne vous a jamais quittée, mais je pense que c'est un deuil plus complexe… La vie est une suite de pertes chaque jour qui passe. Elles s'accumulent. Cela devient une partie de vous. Vous ne pouvez pas laisser cette tristesse prendre le dessus, car c'est à ce moment-là que vous tombez dans le désespoir. Il faut trouver la force de vivre avec le deuil sans le nier. » Et comment fait-on pour y faire face, vivre avec sans le nier ? Pleurez ! Pleurez autant que vous le pouvez ! La Dr Vora appelle ça la « thérapie gratuite ».

Il m'a fallu tellement de temps pour être à l'aise avec le fait de pleurer (sauf quand j'étais payée pour le faire devant une caméra) ! Souvenez-vous, j'ai grandi en Angleterre et en Australie, où toute émotion affichée était mal vue et où il fallait « garder la tête haute » – absurde, je sais !

Et ne me lancez même pas sur mes compatriotes britanniques et leur rapport à la thérapie ! C'était perçu soit comme un luxe, soit comme une preuve d'égoïsme. Particulièrement pour la génération de mes grands-parents qui pensait que la thérapie était réservée aux « fous ». On n'avait pas le droit de s'asseoir et de lire des livres, d'ailleurs. C'était paresseux ! Il y avait les animaux à nourrir, des enclos à nettoyer ! Personne n'avait le temps d'être déprimé !

J'étais donc une patiente réticente à la thérapie. Je me disais : *Tu n'as aucune raison de te plaindre. Ressaisis-toi !* Vers quarante ans, ma mère a commencé à s'intéresser à des formes de thérapies alternatives. Vous imaginez bien que ma réaction d'adolescente était de penser que c'était bizarre. Je suppose que je levais les yeux au ciel – comme je vois mes propres enfants le faire quand je parle de la ménopause ou de la santé sexuelle, ou quand je soupire un peu trop bruyamment.

Mais au fil des années, depuis que je vis aux États-Unis, j'ai peu à peu changé d'avis. À partir de quarante ans (comme ma mère donc), je me suis vraiment penchée sur la thérapie (et d'autres méthodes comme la méditation et le yoga). On m'a convaincue des bienfaits non seulement de l'écriture intuitive quotidienne (*journaling*), mais aussi du « journal du futur » – écrire vos intentions pour l'avenir. J'ai appris à m'extraire des situations qui me rendent anxieuse. Auparavant, il fallait absolument que je remplisse mon agenda, maintenant, rater des événements ne me fait ni chaud ni froid. Je suis beaucoup moins sociable qu'avant. Je déteste sortir en semaine si je peux l'éviter. Je dois me lever tôt avec les enfants, et tout ce qui interfère avec mes sept heures de sommeil est hors de question. Je dis non aux choses que je ne veux pas faire – et même parfois à des choses que j'aimerais faire. Et je n'hésite pas à m'éloigner des gens qui me fatiguent. Je fixe des limites, et je prends des pauses. Quand les enfants sont désagréables ou se comportent d'une manière qui m'agace rapidement, je pars faire une promenade avec le chien – « Je sors Izzy pour aller acheter du lait ! » – en espérant qu'un peu d'air frais et de solitude me permettra de me calmer. Je m'autorise le repos après les semaines mouvementées. Je respecte le rythme de mes envies, avec des hauts et des bas.

En cherchant l'équilibre dans ma vie sociale, je me suis rendu compte que l'hormonothérapie m'aidait à maintenir un équilibre émotionnel stable. De nombreuses femmes trouvent que le THS aide à gérer les sautes d'humeur, et à mieux dormir. Je ne me permettrais jamais de dire à une autre femme quoi faire avec son corps, mais je veux que vous sachiez qu'il n'y a aucune raison de rejeter l'hormonothérapie d'emblée si elle est sans danger pour vous. Car il n'y a aucune raison de souffrir inutilement.

Évidemment, il y a d'autres moyens d'atteindre une meilleure qualité de vie. L'un d'eux est simplement de passer de l'autre côté de la ménopause, de la traverser. De nombreuses femmes disent se sentir beaucoup mieux une fois qu'elles ne sont plus menstruées.

La femme dont j'ai parlé plus haut, celle qui ressentait des accès de rage paniquée, a été mise sous antidépresseurs.

« Ça m'a effectivement aidée à me stabiliser, mais ça me rendait un peu nauséeuse et j'ai pris du poids. » Elle a essayé plusieurs traitements, allant des compléments alimentaires à des crèmes hors de prix, mais rien ne fonctionnait. Elle était « anti-médicaments », comme une autre femme que je connais : « J'avais l'impression que *les autres* devaient prendre des médicaments pour que *je* les trouve moins agaçants. » Alors, elle a élaboré un nouveau plan de jeu.

Elle s'est dit : *Je vais tout arrêter et surveiller mon sommeil, ce que je mange et ma santé en général.* Cela a pris quelques mois, mais elle a commencé à remarquer un changement, jusqu'à être complètement sortie du tunnel. En moins d'un an, elle s'est sortie de l'enfer et a cessé de se cacher dans son placard.

Pour certaines femmes, ce genre de changement suffit à se remettre sur les rails. Pour d'autres, l'hormonothérapie est le chemin vers un retour au bien-être. Dans les deux prochains chapitres, je vais parler du THS : pourquoi le prendre, quand, et comment il fonctionne.

Ce qu'on devrait vraiment nous dire sur les sautes d'humeur :

- Toute anxiété n'est pas mauvaise. Il y a une différence entre la « fausse » et la « vraie ».
- Une des premières étapes devrait être de stabiliser la glycémie et de dormir suffisamment.
- La dépression n'est pas seulement liée à une chimie cérébrale héréditaire. D'autres facteurs peuvent entrer en jeu, comme le stress au travail, la solitude ou un manque de vie sociale.
- Les antidépresseurs fonctionnent pour certaines personnes – et j'ai beaucoup d'amies qui se sentent profondément aidées par eux –, mais ce ne sont pas des solutions miracles pour tout le monde.
- Le deuil non traité est bien réel. Il y a beaucoup de deuils à faire à cet âge. Pleurer est une thérapie gratuite.

Chapitre 6

LA THÉRAPIE HORMONALE EST-ELLE SANS DANGER ?

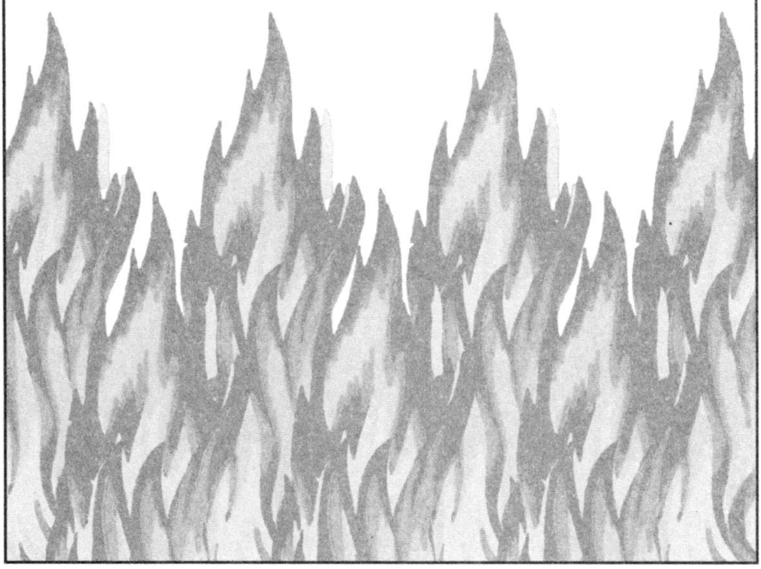

Nous arrivons enfin à la question pratique de ce que nous pouvons réellement faire pour atténuer les symptômes les plus sévères de la ménopause. Les questions autour du traitement hormonal substitutif (THS) sont parmi les plus épineuses, non seulement pour nous, les femmes ménopausées, mais aussi pour les médecins – je l'ai découvert en essayant de concilier les avis de mes experts préférés dans ce chapitre ! Le nombre d'opinions divergentes peut vraiment vous faire tourner la tête (et pas comme regarder un match de tennis, mais plutôt comme la tête de Linda Blair dans *L'Exorciste*).

J'ai choisi de présenter les positions de plusieurs médecins en qui j'ai confiance sans ignorer leurs désaccords. En matière de santé, nous devons rester attentives à de nombreux facteurs. J'espère que partager mon histoire et mes recherches vous aidera à prendre vos propres décisions (avec votre médecin, bien sûr !).

J'ai commencé à ressentir des sueurs nocturnes et bouffées de chaleur autour de quarante ans, mais je n'en parlais à personne. Heureusement, je n'en avais pas tous les jours. Mais j'avais terriblement besoin de trouver une solution. Et pourtant, je ne savais pas quoi penser des changements hormonaux dans mon corps et de la thérapie hormonale en particulier – allait-elle me tuer ou me sauver la vie ? Il n'y avait rien entre ces deux extrêmes. Je n'avais pas peur des hormones en tant que telles, car j'avais pris la pilule pendant une grande partie de ma vie et je savais – et je comprenais – que certaines femmes l'utilisent comme un moyen d'atténuer les premiers symptômes de la ménopause. Néanmoins, je me demandais sans cesse : *Où est le juste milieu ?* Jusqu'à présent, dans ce livre, j'ai parlé de l'utilisation des hormones pour soulager divers symptômes ; maintenant, entrons dans le vif du sujet, car il y a beaucoup de désinformation à ce sujet.

Les hormones sont essentiellement des produits chimiques qui agissent comme des messagers dans tout le corps pour dire aux cellules et aux organes comment se comporter. Lorsque j'ai véritablement compris à quel point de nombreux aspects du corps féminin sont liés aux hormones – l'humeur, la croissance des cheveux, la santé mentale, le sommeil, la digestion, le désir, la fertilité, pratiquement tout –, l'expérience globale de la ménopause a commencé à avoir plus de sens.

Histoire de compliquer encore plus les choses, la ménopause n'est pas la même pour toutes les femmes. Certaines femmes ont des symptômes horribles pendant la périménopause, tandis que d'autres n'en ont aucun. Certaines femmes, en approchant de la ménopause, ont des règles extrêmement abondantes qui traversent leurs vêtements, tandis que d'autres ont des règles quasi inexistantes. Des femmes ont dix bouffées de chaleur par jour, et d'autres n'en ont jamais eu une seule.

Voici une anecdote qu'une de mes amies m'a racontée : « Après six mois ménopausée, et d'absence de menstruations, j'ai eu ce qui ne peut être décrit que comme les règles les plus abondantes de ma vie. C'était insensé. J'étais tellement anémiée que j'ai dû manger du foie. Ça a duré plusieurs mois. Et je me disais : *C'est quoi, ça encore ? Est-ce que mes règles sont de retour ?* Aujourd'hui, mes symptômes de ménopause ont disparu. Voilà le genre de choses dont personne ne vous parle. »

Lorsque surviennent les premières bouffées de chaleur, il peut être utile de faire un bilan hormonal, en espérant y découvrir combien de temps ces symptômes sont susceptibles de durer. Mais il n'existe pas de test pour confirmer la ménopause. L'endocrinologue Rocio Salas-Whalen apporte des précisions : « La baisse d'œstrogènes pendant cette transition n'est pas constante, c'est plutôt comme des montagnes russes, avec des niveaux d'œstrogènes qui montent et descendent sans rythme spécifique. Par conséquent, il est difficile de diagnostiquer la périménopause sur la base d'analyses. » Nous pouvons donc passer des années dans cet entre-deux, sans savoir où nous en sommes dans le parcours de la ménopause et donc ne pas savoir quoi faire pour soulager les symptômes et prendre en charge la contraception.

Une des situations les plus éprouvantes que j'ai connues pour obtenir un traitement approprié a eu lieu en 2013. J'avais tourné au Mozambique. De retour aux États-Unis, j'avais besoin de montrer des papiers de vaccination parce que je voulais faire du bénévolat dans un programme scolaire. Un des vaccins était pour la tuberculose. Lorsque j'ai reçu ce vaccin, mon bras a tellement enflé que j'ai fini aux urgences. Parce que j'avais coché « sueurs nocturnes » et « migraines » sur mon formulaire, mon médecin pensait que j'avais la tuberculose. Lorsque j'ai été testée positive à la tuberculose, tout le monde a paniqué. Après plusieurs semaines d'examens et d'analyses en tout genre, les médecins ont confirmé que ça n'était pas le cas. Mais, encore une fois, les symptômes liés à la périménopause sont restés dans mon dossier, complètement ignorés !

Maintenant que je suis beaucoup mieux informée, je peux partager avec vous mon explication approximative de ce qui se passe dans nos corps lorsque nous entrons en ménopause : nos niveaux d'œstrogène et de progestérone (les hormones produites par les ovaires après l'ovulation pour soutenir une grossesse) fluctuent peu à peu. Les niveaux de testostérone (dont il a été prouvé qu'elle est bénéfique pour l'orgasme, l'excitation et le plaisir), qui commencent à diminuer plusieurs dizaines d'années avant la ménopause, continuent de baisser. Pendant ce temps, nous voyons une augmentation des niveaux de l'hormone folliculo-stimulante (FSH), l'hormone qui signale l'ovulation.

En ménopause, lorsque votre œstrogène chute, votre FSH augmente. Un niveau de FSH supérieur à 30 est un signe de ménopause tandis qu'une femme encore fertile est entre 5 et 21 unités. Cependant, la ménopause est confirmée par un taux de FSH élevé et une année complète sans règles.

À l'approche de mes quarante ans, alors que je saignais encore et que j'essayais de tomber enceinte, mes niveaux de FSH continuaient joyeusement de fluctuer à des niveaux correspondant à la ménopause. Mais tant que je n'avais pas passé une année complète sans règles, ma ménopause n'était pas « officielle ».

Si j'avais eu cinquante ans dans les années 1960 à 1990, il est probable qu'on m'aurait proposé un traitement hormonal substitutif (THS) pour rétablir les niveaux d'œstrogène et de progestérone (ou d'autres progestatifs) ; ou, si j'avais subi une hystérectomie, une hormonothérapie substitutive (HTS) seule. Ces hormones peuvent être administrées sous forme de pilules, gels, sprays, anneaux vaginaux ou patchs. Le choix se fait en prenant en compte les problèmes de santé, le coût, la disponibilité sur le marché, les préférences personnelles, mais aussi de votre stade de ménopause.

Quelques conseils sur le vocabulaire. « Systémique » signifie que vous prenez des hormones qui circulent dans tout votre corps et qui traitent les symptômes de la ménopause. « Local » veut dire que vous appliquez les hormones à un endroit spécifique, comme de la crème œstrogénique dans le vagin ou de l'œstrogène topique sur votre visage. Il s'agit de faibles doses, et il n'y a pas d'augmentation significative de vos niveaux sanguins d'œstrogène.

Si vous êtes en périménopause et que vous n'avez pas besoin de contraception, on peut vous proposer un « THS cyclique » : vous prenez de l'œstrogène tous les jours mais de la progestérone seulement une partie du mois. Avec le THS cyclique, vous pourriez continuer à avoir des règles. Une autre option qui peut vous être proposée pendant cette période est un stérilet hormonal comme le Mirena. Il fournit de la progestérone et protège l'utérus contre le cancer, réduit souvent les menstruations ou les arrête, et fait office de contraception. (J'ai découvert que beaucoup de femmes hésitent à arrêter intentionnellement leurs règles. Ce que je comprends ! Dire adieu à cette partie de votre vie peut faire peur et je pense qu'il est logique de vouloir s'accrocher à ce qui peut sembler être un dernier vestige de jeunesse.)

Si cela fait un an ou plus que vous n'avez pas eu vos règles, il est plus probable qu'on vous propose un « THS continu », ce qui signifie que vous prenez à la fois de l'œstrogène et de la progestérone tous les jours. Les femmes ayant subi une hystérectomie peuvent prendre de l'œstrogène seul. D'autres patientes se voient prescrire une combinaison d'œstrogène et de progestérone, qui protège la paroi de l'utérus pour réduire le risque de cancer de l'endomètre.

Bien que le THS (ou HTS : hormonothérapie substitutive) ne puisse pas inverser la ménopause, elle peut aider une femme à traverser cette période sans ressentir les pires effets de la baisse d'œstrogène. Habituellement, les bouffées de chaleur disparaissent en moins de deux semaines, et il faut compter six à huit semaines pour que les symptômes disparaissent. Au bout de trois mois environ, vous ressentez tous les effets du traitement, ce qui peut inclure (chez certaines femmes) des améliorations de la santé cardiaque, de la fonction sexuelle, de la mémoire et de la santé vaginale.

Une grande étude publiée au printemps 2024 dans le *Journal of the American Medical Association* a prouvé que la thérapie hormonale est généralement sans danger en tant que traitement pour le soulagement des symptômes de la ménopause. Pour mieux comprendre l'étude, j'ai appelé la Dr JoAnn E. Manson, professeure de santé des femmes à l'École de médecine de Harvard et ancienne directrice de la Menopause Society.

« Il y a une énorme variabilité dans les symptômes et les problèmes de qualité de vie des femmes, m'a-t-elle dit.

De nombreuses femmes sont relativement épargnées par les symptômes de la ménopause, et dans ce cas, un traitement ne serait pas indiqué. Leur sommeil n'est pas perturbé, elles ne souffrent pas de bouffées de chaleur ou de sueurs nocturnes particulièrement gênantes. Ensuite, il y a celles qui subissent des symptômes très pénibles, avec dix ou quinze bouffées de chaleur par jour, souvent accompagnées de réveils nocturnes fréquents, et leur sommeil s'en retrouve très affecté. Cela peut entraîner une diminution de la qualité de vie, des difficultés de concentration, une forme de brouillard mental général, des changements d'humeur et même une dépression. »

Les effets secondaires du THS peuvent inclure des douleurs aux seins ou des maux de tête, bien que ceux-ci s'atténuent généralement ou disparaissent complètement après quelques mois. JoAnn Manson ajoute : « Ce n'est pas bon pour la santé d'avoir une qualité de vie détériorée, et le stress qui en découle aura des effets très négatifs. Le THS est donc généralement un bon compromis pour une femme en début de ménopause. Sauf si elle est à risque pour certaines maladies, auquel cas le THS sera fortement déconseillé. »

Néanmoins, de nombreuses femmes pour qui le THS ne représente aucun danger ont peur d'essayer ce traitement à cause des discours autour du risque de cancer. Moi aussi, j'y pensais lorsque j'ai commencé mes recherches. Mais, en fin de compte, après que mon médecin m'a expliqué les risques et les avantages, j'étais convaincue que c'était la bonne décision pour moi.

Le THS était régulièrement proposé dès les années 1960, et il est devenu encore plus populaire dans les années 1990. Puis, en 2002, un événement dramatique s'est produit : une branche de l'étude à long terme sur la thérapie hormonale substitutive de la Women's Health Initiative (WHI) a été brusquement fermée. L'annonce a d'abord été faite, non pas par un article d'une revue médicale, mais lors d'une conférence de presse surprise largement couverte par les médias (environ une semaine avant la publication) avec un message qui se résumait en un titre trompeur : « THS = cancer du sein et autres risques majeurs pour la santé ! »

L'oncologue Avrum Bluming et la psychologue sociale Carol Tavris ont mené des recherches sur les hormones pendant des décennies. Ils sont les coauteurs du livre *Estrogen Matters: Why Taking Hormones in Menopause Can Improve Women's Well-Being and Lengthen Their Lives Without Raising the Risk of Breast Cancer*[16]. La Dr Tavris m'a raconté : « Le jour de la conférence de presse de la WHI, je n'avais même pas encore bu mon café que le téléphone a sonné. C'était Avrum. Il était hors de lui : "As-tu vu la conférence de presse ?" »

Beaucoup de médecins ont été pris au dépourvu par l'afflux d'appels de leurs clientes inquiètes. Cet événement a provoqué un recul des recherches et des traitements liés à la ménopause, avec des répercussions que nous ressentons encore aujourd'hui.

Les femmes, y compris ma mère, ont immédiatement commencé à jeter leurs hormones à la poubelle. Dans les années qui ont suivi, je la voyais discrètement prendre des pilules par moments. Je me souviens lui avoir demandé : « Qu'est-ce que c'est ? » Et elle me répondait : « C'est du THS. Ce n'est plus vraiment approuvé, mais ça me fait du bien. » Elle s'accordait ce petit plaisir pendant quelques jours pour retrouver un peu d'énergie.

Le Dr Bluming m'a dit : « À l'époque où nous avons commencé à nous intéresser à la ménopause, dans les années 1980, l'œstrogène était largement utilisé, ce jusque dans les années 1990. Les chiffres varient selon les sources, mais environ 44 % des femmes ménopausées éligibles prenaient des hormones. Puis, le 8 juillet 2002, la conférence de presse des investigateurs de la Women's Health Initiative a

16. En français : « L'importance de l'œstrogène : pourquoi la prise d'hormones pendant la ménopause peut améliorer le bien-être des femmes et prolonger leur vie, sans augmenter le risque de cancer du sein ». Ouvrage non traduit en français.

eu lieu, et ce pourcentage est tombé à moins de 5 % pendant plus de vingt ans. »

Oui, comme pour n'importe quel médicament, le THS comporte des risques, notamment des calculs biliaires et des caillots sanguins. Selon la Dr Rocio Salas-Whalen : « Le risque de caillots sanguins avec l'estradiol oral est lié au fait qu'il est décomposé dans le foie, ce qui peut déclencher une cascade de coagulation. L'estradiol transdermique, en revanche, est métabolisé par les reins, réduisant ainsi le risque de caillots sanguins. » Elle mentionne également que « l'obésité et l'âge sont des facteurs de risque indépendants pour le développement de calculs biliaires, ce qui pourrait augmenter le risque chez les femmes de ce groupe d'âge ».

La WHI a également signalé que le THS augmentait le risque d'accident vasculaire cérébral (AVC). Cependant, cet effet secondaire a été observé uniquement chez les femmes qui commençaient le traitement après soixante-cinq ans, et seulement durant la première année d'utilisation. Après cette première année, le risque revenait à la normale. Il en est de même pour les caillots sanguins : tout revient à la normale après la première année.

En vérité, le plus grand danger de la prise de THS est lié à la vésicule biliaire. Une étude a montré que 8 femmes sur 1 000 par an prenant des hormones avaient des problèmes de vésicule biliaire, contre environ 5 sur 1 000 pour les femmes sans THS. Le traitement hormonal multiplie le risque par environ 1,6, mais ces risques restent assez faibles. Et les probabilités de développer d'autres problèmes de santé sont encore plus faibles.

« Les hormones n'augmentent pas le risque de maladie cardiaque et de décès d'origine cardiaque, m'a dit le Dr Bluming. Elles réduisent ces risques. Elles n'augmentent pas celui de déclin cognitif ; elles le diminuent. Elles aident également à prévenir les fractures du col du fémur, dont la mortalité des femmes âgées est la même que celle du cancer du sein. Nous savons désormais que le traitement à l'œstrogène seul réduit de 23 % le risque de développer un cancer du sein et de 40 % le risque d'en mourir. Les médias n'ont pas informé le public que, parmi les femmes prenant de l'œstrogène seul parce qu'elles avaient subi une hystérectomie, il n'y avait aucune augmentation du risque de cancer du sein. (Environ une femme sur trois subit une hystérectomie avant l'âge de soixante ans, souvent pour arrêter des règles hémorragiques causées par des fibromes ou à cause d'un prolapsus utérin, d'endométriose ou de cancer.) La seule information que la WHI continue d'affirmer est que la combinaison œstrogène-progestérone, administrée aux femmes ayant encore un utérus, augmente le risque de développement d'un cancer du sein. « Mais même cette petite augmentation, souligne Avrum Bluming, déforme et exagère les données de la WHI. »

Les scientifiques qui persistent à dire que les données montrent un léger risque accru de cancer du sein reconnaissent que ce n'est pas négligeable, mais beaucoup admettent désormais que ce n'est pas aussi fortement corrélé que ce qu'on nous a fait croire. Ce que je trouve intéressant, c'est que les autres traitements hormonaux n'ont jamais été associés à ces types de risques. Par exemple, les femmes qui ne veulent pas prendre d'œstrogène systémique, pour quelque raison que ce soit, peuvent utiliser de l'œstrogène vaginal, qui est appliqué localement – ou elles peuvent essayer des suppositoires vaginaux comme le prastérone (Intrarosa), ou des anneaux vaginaux comme l'Estring.

« L'œstrogène vaginal est absolument sans danger, m'a dit Kelly Casperson. Il y a très peu de personnes qui ne peuvent pas en prendre. L'American College of Obstetricians and Gynecologists a fait une déclaration officielle en ligne qui dit que même si vous avez eu un cancer du sein ou de l'utérus, l'œstrogène vaginal est la meilleure solution. Mais consultez votre oncologue, surtout si vous êtes encore traitée contre le cancer, au cas où vous seriez une patiente qui devrait attendre pour une raison quelconque. Mais la qualité de vie que procure l'œstrogène vaginal n'est pas négligeable. »

De son côté, Sharon Malone m'a confié : « Je pense que la plus grande idée reçue sur la ménopause est que les femmes croient que suivre un traitement hormonal est dangereux. Les femmes pèsent toujours le pour et le contre : je me sens vraiment mal, mais si je choisis les hormones (qui sont la façon la plus sûre de se sentir mieux et d'être plus productive), je prends un gros risque pour ma santé. Rien n'est plus éloigné de la vérité. Et je pense que nous, médecins, devons reconnaître notre responsabilité dans ce que les femmes pensent. »

Revenons à l'étude de la WHI. L'étude n'a pas été conçue pour déterminer si la thérapie hormonale était efficace pour soulager les symptômes de la ménopause – nous savions déjà qu'elle l'était. À ce stade, le THS avait été utilisé pour aider les femmes à soulager les symptômes de la ménopause depuis cinquante ans ! Non, en vérité, l'étude avait pour objectif de mesurer si le THS était également bénéfique pour réduire les risques de maladies cardiovasculaires. Il a donc été testé chez des femmes âgées de cinquante à soixante-dix-neuf ans. L'âge moyen des participantes à l'étude était de soixante-trois ans, et la majorité d'entre elles n'étaient pas en bonne santé – elles souffraient d'hypertension, fumaient, beaucoup étaient obèses.

Lorsque la WHI a arrêté l'étude en 2002, c'était parce que les auteurs n'avaient pas observé de diminution des maladies cardiaques chez ces femmes plus âgées et qu'ils affirmaient avoir trouvé une légère augmentation du cancer du sein (même si le Dr Bluming souligne que cette augmentation était très faible). Voici ce qui aurait dû être communiqué aux médias : « Il n'y a aucune preuve, pour l'instant, que les femmes ménopausées plus âgées devraient prendre du THS pour prévenir les maladies cardiaques. »

Au lieu de cela, en raison d'une mauvaise communication, l'alarme a retenti partout dans le monde et la fin abrupte de l'étude a donné naissance à ce message faux et dangereux : « Le THS provoque le cancer du sein ! Chaque femme sur terre doit immédiatement jeter ses pilules ! »

« Cela a pratiquement scellé le débat en termes d'utilisation des hormones pour les femmes en général, m'a encore dit la Dr Malone. Et ce qui est regrettable, c'est que cette étude a pratiquement mis fin aux recherches sur la ménopause dans le monde entier pendant plus de deux décennies. »

Les scientifiques et journalistes impliqués dans l'étude de la WHI ont depuis lors rétracté quasiment toutes leurs premières conclusions alarmantes – sans conférence de presse pour informer les femmes et leurs médecins. « Et nous en sommes encore là, plus de vingt ans plus tard, à essayer de combattre cette idée que l'œstrogène cause le cancer du sein », a déclaré Sharon Malone.

Ainsi, après l'étude de la WHI et le chaos qu'elle a engendré, la médecine a, pour l'essentiel, abandonné les femmes en ménopause. Je ne peux m'empêcher de penser aux millions de femmes qui souffraient et qui n'ont reçu aucune aide, même si une option viable existait et qu'elle était approuvée par de nombreuses recherches ! Une femme n'a pas à souffrir en silence comme on le lui a appris. L'œstrogène peut faire une énorme différence.

Et pourtant, je connais beaucoup de femmes qui sont tellement opposées aux entreprises pharmaceutiques qu'elles préfèrent endurer un mal de tête plutôt que de prendre une aspirine. Je respecte cette position, tout comme je respecte l'alternative. Faites ce que vous avez besoin de faire !

Existe-t-il également d'autres moyens que le THS pour se sentir mieux ? Certainement !

Le médicament contre les bouffées de chaleur, le Veozah, est encore relativement nouveau au moment où j'écris, et il est coûteux, mais il est prescrit, en particulier pour les femmes qui préfèrent ne pas prendre d'hormones. Personnellement, je préférerais en savoir plus avant de me prononcer, mais je suis heureuse que de nouveaux médicaments soient développés en réponse aux besoins exprimés par les femmes. De nombreux médecins disent que si vous refusez catégoriquement le THS, la meilleure alternative reste le sport, pour toutes les raisons habituelles : force, amélioration cognitive, santé cardiaque, humeur, sommeil, etc.

Une amie m'a confié qu'un endocrinologue lui avait dit : « Ce n'est pas très sexy, mais vous devez dormir, boire moins d'alcool, manger plus de protéines, et développer votre masse musculaire – à l'ancienne. » Ce genre de régime peut faire beaucoup pour répondre aux préoccupations des femmes en ménopause. Je tiens juste à ce qu'elles ne minimisent pas leur souffrance ni qu'elles se privent de toutes les formes possibles de soulagement à cause de fausses informations.

L'important est de trouver un médecin qui soit prêt à avoir une conversation honnête avec vous et qui n'ignorera pas vos problèmes ou vos préférences. Rocio Salas-Whalen explique : « Votre meilleur atout est de demander, avant de prendre rendez-vous avec votre médecin, s'il prescrit des THS. Ne partez pas du principe qu'un médecin le fera, quelle que soit sa spécialité. »

Personnellement, j'ai beaucoup appris grâce aux conférences qui se tiennent à travers le pays. J'en ai coorganisé plusieurs avec le groupe d'Alisa Volkman, The Swell, une plateforme communautaire et éducative qui aide les femmes à traverser la deuxième moitié de leur vie.

« Si votre médecin vous dit ce que vous pouvez ou ne pouvez pas en avoir, c'est un problème, a déclaré la Dr Malone. Plus précisément, les médecins prescrivent tous les jours et sans une once d'hésitation des traitements qui sont bien plus risqués, et qui n'ont même jamais été étudiés chez les femmes. Pourtant, dès qu'il s'agit d'hormones, les femmes sont mises en garde et même empêchées de recevoir les médicaments qui pourraient améliorer leurs symptômes et, dans certains cas, leur sauver la vie. Cette vision paternaliste de la médecine doit disparaître. Aucun médecin ne devrait jamais dire à une femme adulte : “Non, non, ma chère, vous ne pouvez pas prendre ça.” »

Je suis maintenant convaincue que le THS est en réalité un immense cadeau pour beaucoup d'entre nous.

Une femme que je connais, qui est entrée en ménopause à quarante-sept ans, m'a raconté :

« Je ne me sentais pas du tout moi-même. J'étais très stressée et je ne pouvais pas dormir la nuit. J'avais des bouffées de chaleur, je me sentais épuisée et seule, et je n'arrivais pas à obtenir d'aide. Finalement, j'ai demandé à voir une femme médecin de plus de cinquante ans. Je voulais parler à quelqu'un qui aurait la même expérience. La docteure comprenait, et elle a été si bienveillante que j'ai commencé à pleurer dans son cabinet. J'ai commencé le THS et j'ai retrouvé mon moi d'avant. »

Sharon Malone a ajouté : « Si la thérapie hormonale ne faisait rien d'autre qu'améliorer la qualité de vie, ce serait déjà suffisant, mais il y a en réalité des bénéfices à long terme comme la réduction du risque de diabète de type 2, la diminution des fractures du col du fémur et la réduction des hospitalisations pour infections urinaires chez les personnes âgées. Et pour les femmes qui prennent seulement de l'œstrogène ? Voici la cerise sur le gâteau ! Leur risque de développer un cancer du sein et d'en mourir diminue. Non seulement ça, mais les études à long terme montrent aussi que les femmes qui utilisent des hormones ont une espérance de vie plus longue. Où était la conférence de presse à ce sujet ? Et c'est ce que je continue de dire : Pourquoi personne n'est revenu pour rétablir la vérité ? Voici la vérité : pour les femmes en ménopause ou après la ménopause, le traitement le plus efficace est la thérapie hormonale. Point final. »

Les femmes, bien sûr, devraient faire leurs propres choix. Beaucoup d'entre elles peuvent choisir de ne pas prendre d'hormones. Cependant, cette décision devrait être fondée sur leurs propres symptômes, ainsi que sur leur historique médical et familial.

Avrum Bluming, oncologue, m'a raconté une histoire que j'ai trouvée touchante : « Ma femme, Martha, a été diagnostiquée d'un cancer du sein à l'âge de quarante-cinq ans. Elle était encore très préménopausée, et j'ai dû la traiter. Il semblait que la chimiothérapie lui offrirait les meilleures chances de guérison. Je lui ai donc administré le traitement. Cela a déclenché une ménopause médicale avec tous les symptômes associés. Bouffées de chaleur, insomnies, douleurs articulaires. Puis elle a découvert, alors qu'elle lisait un livre, qu'elle ne se souvenait pas des trois dernières pages qu'elle avait lues. Martha est une grande lectrice, une chercheuse et une érudite. C'est à cause de ce symptôme que j'ai commencé à m'intéresser très sérieusement au domaine. À cause des traitements contre le cancer que j'administrais, j'étais responsable de la ménopause chez de nombreuses femmes. Je pensais que les symptômes duraient un an ou deux. Puis j'ai appris qu'ils durent en moyenne 7,4 ans, un peu moins chez les femmes asiatiques, plus chez les femmes noires et hispaniques, et que les symptômes peuvent être vraiment handicapants. »

C'est à ce moment-là qu'il a effectué les recherches nécessaires pour comprendre la thérapie hormonale et comment elle pouvait aider les femmes comme Martha, dont le brouillard mental a rapidement disparu une fois qu'elle a commencé à prendre de l'œstrogène.

De nombreux médecins déconseillent d'administrer un THS aux survivantes d'un cancer du sein dit « récepteur hormonal positif », car on pense que ce cancer est « alimenté » par les hormones. Mais selon le Dr Bluming, il n'y a pas de consensus universel sur ce sujet non plus. Il vaut la peine d'en parler à votre médecin pour discuter des options même dans ces cas. L'endocrinologue Rocio Salas-Whalen est d'accord : « Pour certaines femmes ayant des symptômes sévères, la qualité de vie peut peser plus lourd que la possibilité d'une récidive du BRCA – ces patientes méritent un entretien approfondi. »

Voici ce qu'il faut retenir : le THS est beaucoup plus sûr que ce que l'on nous a laissé croire. C'est une option viable et excellente pour de nombreuses femmes. Si vous décidez que cela vous convient, la question devient alors comment le prendre, ce que nous aborderons plus en détail dans le prochain chapitre. Mais la bonne nouvelle est que nous avons aujourd'hui une approche beaucoup plus nuancée du THS.

« Avant l'étude de la Women's Health Initiative, on pensait que la thérapie hormonale devait être prescrite à toutes les femmes, a déclaré la Dr Manson. Puis, on a pensé qu'elle ne convenait à aucune femme. Aujourd'hui, nous avons atteint un équilibre. Nous avons appris que la thérapie hormonale ne doit pas être utilisée dans le but de prévenir les maladies cardiaques, les AVC, la démence, et d'autres maladies chroniques chez les femmes. Mais si une femme souffre de la ménopause, alors les bénéfices du traitement surpasseront probablement les risques. Tous les médicaments comportent des risques, et tous les médicaments impliquent des compromis. Pour la plupart des femmes concernées, ces risques valent l'amélioration de leur vie quotidienne. »

Cependant, la Dr Mary Claire Haver, autrice de *The New Menopause* (et de la préface de ce livre), souligne que la thérapie hormonale de la ménopause peut être préventive pour beaucoup de problèmes de santé graves. De nouvelles recherches montrent que les femmes sous THS présentent des risques plus faibles de vertiges, d'acouphènes, de douleurs articulaires, d'épaules gelées (capsulites), de palpitations et bien plus encore.

Encore une fois, il ne s'agit pas de dire que les premiers résultats de l'étude étaient incorrects, mais ils ont été déformés et présentés sans contexte : les participantes de l'étude étaient plus âgées et à risque plus élevé d'événements indésirables.

Je n'étais pas la seule à être soulagée lorsque *The New York Times* a publié un excellent article de Susan Dominus en 2023 : « On a menti aux femmes à propos de la ménopause : bouffées de chaleur, insomnie, douleur pendant les rapports : pour certains des pires symptômes de la ménopause, il existe un traitement éprouvé. Pourquoi n'est-il pas davantage proposé aux femmes ? »

Enfin !

Ce qu'on aurait vraiment dû nous dire à propos des hormones :

- La ménopause implique des changements dans les niveaux de diverses hormones. De nombreux symptômes de la ménopause sont liés à la baisse des œstrogènes, qui est connectée à tout, de la régulation interne de la température corporelle à l'humidité vaginale en passant par l'humeur.
- L'idée que le THS cause le cancer du sein a été popularisée par l'étude de la Women's Health Initiative il y a plus de deux décennies. Cette étude n'était pas conçue pour évaluer si les hormones aidaient les femmes à traiter les symptômes ou à améliorer leur qualité de vie à cet âge, mais plutôt pour voir si le THS pouvait avoir des bénéfices sur la santé cardiovasculaire et la prévention des maladies chroniques chez les femmes plus âgées.
- La thérapie à base d'œstrogène seul peut réduire le risque de cancer du sein chez les femmes sans utérus.
- Parmi les bénéfices de la thérapie hormonale : réduction des bouffées de chaleur, des sueurs nocturnes et des autres symptômes de la ménopause ; diminution du risque de diabète de type 2 ; du risque d'ostéoporose (affaiblissement des os) et de fractures du col du fémur ; et bien plus encore.
- De nombreux médecins sont encore mal informés à propos des hormones en raison de la panique suscitée par l'étude WHI qui a gelé la recherche et la formation. Vous devrez peut-être chercher un médecin bien informé en matière de traitement de la ménopause.

Chapitre 7

COMMENT PRENDRE DES HORMONES ?

Beaucoup de femmes que je connais paniquent face à toutes les options disponibles pour les hormones, sans parler des méthodes d'administration et de la rapidité à laquelle de nouveaux traitements arrivent sur le marché. « Quand j'ai divorcé après quatorze ans de mariage, une de mes amies m'a dit que la tendance était à l'épilation intégrale du maillot, m'a confié une amie. J'ai l'impression de ressentir la même chose avec le THS ! »

Une fois que vous décidez d'essayer l'hormonothérapie substitutive, il y a beaucoup de choix. Œstrogène et/ou progestérone et/ou testostérone ? Si on vous conseille de prendre de la progestérone, vous avez le choix entre la pilule, la crème, le stérilet (DIU) ou l'implant médical. Et si vous optez pour une pilule, vous pourriez la prendre tous les jours ou pendant douze jours consécutifs chaque mois. Et puis il y a des avertissements surprenants, comme de ne pas prendre votre THS avec du jus de pamplemousse (car il interfère avec une enzyme qui aide à métaboliser le médicament)[17].

Quand j'ai demandé à mes amies ce qu'elles avaient essayé, les réponses étaient très variées, bien que la plupart de celles à qui j'ai demandé étaient très satisfaites de la version du THS qu'elles avaient finalement choisie. L'une d'elles a déclaré : « Pour moi, le meilleur avantage du THS n'est pas tant la lubrification, mais la meilleure continence qui l'accompagne (j'ai eu quatre enfants). Mais les débuts du traitement ne sont pas sexy du tout. Nous riions beaucoup avec mon mari, car faire l'amour avec moi ressemblait un peu à enlever le code-barres collé sur une pêche avant de la consommer. Vous pouviez évaluer ma libido par le nombre

17. "Grapefruit Juice and Some Drugs Don't Mix," Agence de santé du gouvernement.

de cercles de colle imprimés autour de mon ventre et de mes hanches. Je me souviens d'une fois où, après le sexe, j'ai vu mon patch d'œstrogène pendouiller sur la ligne de poils menant au nombril de mon mari. Enlever cette colle sur moi nécessite tellement de douches et de frottements. Cela ne vous fait certainement pas vous sentir "comme une femme naturelle." »

Une autre amie m'a raconté : « J'ai pris le gel d'estradiol à appliquer à l'intérieur de la cuisse, accompagné d'une pilule de progestérone. Mais même avec l'assurance maladie, le gel me coûtait 450 $ pour un tube de trois mois[18]. J'ai donc opté pour un patch. On porte le patch sur la hanche ou l'abdomen, et on prend toujours la même pilule de progestérone. Puis je suis allée chez un autre endocrinologue qui m'a suggéré d'essayer une autre forme de progestérone, car la forme synthétique pouvait provoquer de l'anxiété. De là, je suis passée à une pilule combinée œstrogène-progestérone. »

Une autre femme encore m'a dit : « Il m'a fallu des années pour trouver la pilule qui me convenait le mieux. Enfin, j'étais débarrassée de mon syndrome prémenstruel. Je prendrai ma pilule aussi longtemps que je le pourrai. J'ai grandi avec une endométriose sévère, qui a nécessité deux interventions chirurgicales, une à la fin de la vingtaine et l'autre à trente ans. Puis mon corps a cessé d'ovuler. Malheureusement, il m'a fallu plusieurs années pour m'en rendre compte. Mon gynécologue, outre ses soins habituels, était un gourou du vieillissement qui prônait le "fen-phen"[19], l'hormone de croissance humaine et des hormones bio-identiques. Un jour, je suis arrivée dans son bureau, et il m'a dit : "Je peux voir le nuage noir au-dessus de ta tête." »

---

18. Aux États-Unis. En France, le THS est pris en charge partiellement par la Sécurité sociale sur prescription médicale.
19. La combinaison de fenfluramine/phentermine, appelée fen-phen, était un traitement anti-obésité ; il a été retiré du marché parce qu'il provoquait de la dépression et de graves risques d'hypertension artérielle pulmonaire (NdE).

Honteuse et perdue, elle a trouvé un spécialiste de la ménopause moins controversé, qui lui a prescrit de l'œstrogène. « C'était incroyable. J'ai immédiatement vu une amélioration. Mais malheureusement, mon comportement erratique a repris, et je restais trop longtemps sans changer le patch, ou alors je mettais un patch sans enlever l'autre… La peau de mon ventre était toute plissée à force de les coller partout ! Mon médecin m'a finalement prescrit l'implant, une petite chose que l'on met sous la peau tous les quatre mois et qui libère de l'œstrogène et de la testostérone. Comment n'en avais-je jamais entendu parler ? Je suis maintenant dans mon quatrième mois, et honnêtement, cela fait des années que je ne me suis pas sentie aussi bien. »

Nos conversations sur le traitement de la ménopause ressemblent aujourd'hui aux discussions que nous avions il y a vingt ans sur le sommeil, l'allaitement et l'apprentissage de la propreté avec nos enfants. Et, comme à l'époque où il était si rassurant de bénéficier des conseils d'un bon pédiatre ou d'un enseignant de maternelle, j'avais confiance en mon médecin quand il me disait : « Vous devriez peut-être essayer le THS. »

Lorsque j'ai eu quarante-deux ans, il m'a prescrit de l'œstrogène sous forme de spray approuvé par la FDA appelé Evamist, que l'on se pulvérise sur le bras[20]. J'ai déjeuné avec une amie après mon rendez-vous. Je lui ai chuchoté que je venais de commencer une hormonothérapie. J'ai sorti discrètement le flacon de mon sac pour lui montrer. « Oh, je prends ça depuis des années ! » m'a-t-elle confié en se moquant gentiment de ma timidité.

Peu à peu, j'ai accepté d'être à un moment de ma vie où j'avais besoin d'hormones. Faire confiance à mon médecin m'a beaucoup aidée. Il était au courant des dernières recherches. Il m'a expliqué en détail les risques et les avantages du

20. Non commercialisé en France.

traitement hormonal substitutif. Il a posé toutes les bonnes questions, et a écouté attentivement mes réponses. Et il ne faut pas oublier que j'avais un faible pour lui. (N'est-ce pas incroyable, comme les hommes les plus attirants sont souvent ceux qui savent écouter ?)

L'hormonothérapie n'a pas tout résolu, mais cela m'a instantanément soulagée. Je ne me réveillais plus en sueur au milieu de la nuit, persuadée que mes couvertures essayaient de m'étouffer. Cependant, j'ai rapidement réalisé que la dose était trop faible pour empêcher mes sautes d'humeur. Tant de choses qui ne m'auraient normalement pas affectée semblaient soudain mériter ma colère et mon attention. J'ai donc augmenté la dose et je suis passée du spray au patch. Mes sautes d'humeur se sont stabilisées.

La première année du traitement est généralement une période d'expérimentation. J'ai commencé par un quart de patch, j'ai pris un demi très rapidement, puis un patch entier, mais ensuite, je suis passée aux pilules, puis je suis revenue aux patchs. J'ai même essayé l'anneau pendant un moment, ce qui était pratique parce que je n'avais pas à penser à l'application quotidienne. L'anneau offre une protection à la fois systémique et locale, mais il est cher et l'assurance ne le rembourse pas[21]. Aujourd'hui, j'utilise du gel à l'œstrogène et contrairement à certaines personnes que je connais, je ne trouve pas que ce soit compliqué. Je l'applique après la douche et j'attends quelques minutes avant de m'habiller. Je mets également un peu de crème autour et dans le vagin, ce qui le maintient hydraté et aide à prévenir les infections urinaires. Mon médecin a ajusté la dose plusieurs fois et j'ai confiance en lui.

Bien entendu, toutes ces décisions sont en accord avec votre médecin, qui vous aidera jusqu'à trouver la bonne méthode et la bonne dose.

---

21. En France, non plus.

Cela étant dit, pour vraiment entrer dans les détails techniques, voici encore plus d'informations de la part de la Dr Jen Gunter, autrice de *La Bible du vagin*[22] :

« Si vous cherchez à suivre une hormonothérapie, sachez qu'il existe deux formes d'œstrogènes. L'une est l'estradiol, l'hormone synthétique qui, pour tous les besoins pratiques, est identique à celle produite par vos ovaires. C'est une hormone semi-synthétique, ce qui signifie qu'elle est fabriquée en laboratoire à partir de quelque chose trouvé dans la nature. C'est généralement ce que nous utilisons comme premier traitement. Cependant, certaines personnes réagissent mieux à l'autre forme : le Premarin, qui est extrait de l'urine de juments enceintes. Ce sont les deux formules d'hormones que nous utilisons le plus, et les deux ont des avantages et des inconvénients, selon vos besoins spécifiques. »

La version à base d'urine de jument m'a surprise la première fois que j'en ai entendu parler, mais le nom ne cache rien : *premarin* vient de « *pregnant mare urine* » (urine de jument enceinte). Chaque année, environ neuf millions de femmes prennent ce traitement. Il est prescrit depuis 1942 et est devenu particulièrement populaire dans les années 1960, grâce au gynécologue Robert A. Wilson et à son livre un peu décalé mais populaire de 1966 intitulé *Feminine Forever*[23]. Il qualifiait la ménopause de « maladie grave, douloureuse et souvent handicapante », et disait que sans traitement, la semaine d'une femme ménopausée devenait un « cycle futile, inefficace de hauts et de bas violents, de crises de colère et de machinations inutiles ». Ce genre d'attitude paternaliste me révolte !

Les opinions divergent quant à la durée pendant laquelle il est judicieux de rester sous THS, mais ma médecin actuelle, qui approche les soixante-dix ans, me dit qu'elle ne

---

22. *La Bible du vagin. Vagin, vulve et Cie : faites enfin la différence entre mythologie et santé !*, Jen Gunter, First, 2021.
23. Publié en France sous le titre *Féminine pour toujours*, Trévise, 1967.

cessera jamais d'utiliser son gel d'œstrogène. Les bénéfices peuvent être significatifs même pour les femmes plus âgées – par exemple en améliorant la densité osseuse et la santé cardiaque – et elle considère qu'en comparaison, les risques sont négligeables. La plupart des médecins avec qui j'ai parlé disent qu'il y a une fenêtre d'opportunité naturelle pour les femmes, autour de la ménopause, aux bénéfices énormes et aux risques faibles. Au-delà de cette période, certains experts pensent qu'il est préférable d'arrêter, tandis que d'autres, comme ma médecin, préconisent de continuer indéfiniment. Elle en applique sur son cou et elle est magnifique.

Le problème, c'est qu'une fois que vous êtes sous THS et que vous n'avez plus de symptômes, il est difficile de savoir si vous en avez encore besoin. Les médecins avec qui j'en ai discuté suggèrent généralement de suivre un traitement pendant quelques années, et de faire des bilans annuels pour s'assurer que tout va bien. (Il faut également prendre en compte que quand vous arrêtez les œstrogènes, vous perdez en densité osseuse, ce qui pourrait augmenter le risque d'ostéoporose et de fractures.) D'ailleurs, l'urologue Rachel Rubin dit toujours à ses patientes que les hormones vaginales peuvent être utilisées « jusqu'à ce que la mort vous sépare ».

Évidemment, à cause de l'étude WHI (dont nous avons parlé dans le chapitre précédent), toute une génération de médecins a grandi sans prescrire d'hormones ou sans connaître leurs bénéfices. La plupart ne reçoivent même pas de formation clinique sur la ménopause et ne sont pas à l'aise avec l'idée de prescrire une hormonothérapie. C'est ainsi que le marché a été inondé de charlatans vendant toutes sortes de produits douteux.

La Dr Jen Gunter a beaucoup fait pour ramener la science au cœur des débats autour de la ménopause, comme l'idée que nous avons besoin d'hormones « bio-identiques » composées plutôt que d'hormones prescrites traditionnellement. (C'est l'un des rares traitements que je n'ai pas essayé !)

« “Synthétique” ne signifie pas mauvais. En réalité, parfois, c’est mieux. Il peut y avoir moins d’effets secondaires et plus de résultats. Nous n’aurions jamais eu la pilule contraceptive sans les hormones synthétiques. »

Elle a ajouté que les hormones « bio-identiques » composées sont également moins prévisibles en termes de dosage que les traitements hormonaux traditionnels des laboratoires pharmaceutiques ; en outre, elles ne sont pas approuvées par la FDA.

La Dr Stacy Lindau conseille de consulter les directives de la Menopause Society[24], car ce sont les membres de cette organisation qui passent le plus de temps à examiner ces questions en profondeur. « J’aimerais que nous puissions davantage compter sur les traitements hybrides (composés de plusieurs molécules) parce que, pour certaines patientes, ce sont les plus efficaces, a-t-elle déclaré, en se référant aux médicaments personnalisés dits “bio-identiques”. Nous devons écouter les femmes quand elles disent qu’elles se sentent mieux en prenant des hormones composées et comprendre pourquoi. À mon sens, cela montre qu’il y a une lacune dans les options que nous proposons. Pourquoi certaines personnes choisissent-elles des thérapies composées, hors label ou peu étudiées ? Qu’est-ce que ça dit de la confiance des femmes envers la science et la médecine, et quelles leçons pouvons-nous en tirer ? Nous devons écouter les femmes qui font ces choix. Ce qui m’inquiète, et j’ai les mêmes interrogations pour les vitamines et les compléments alimentaires, c’est : Est-ce que je sais vraiment ce que je mets dans mon corps, et suis-je mieux avec ou sans ? »

Pour moi, ces questions sont très pertinentes. Pourquoi une femme ingère-t-elle un médicament qui n’est pas approuvé ? Est-ce parce qu’elle a été prise de haut par des médecins – comme cela m’est arrivé à plusieurs reprises

24. Site Internet regroupant diverses informations (en anglais).

– qui se montrent condescendants avant de tout bonnement rejeter les traitements alternatifs ? Sommes-nous capables de prendre des décisions en tenant compte des arguments scientifiques, sans être influencées par notre méfiance envers le corps médical ?

Il faut également parler des pénuries de ces traitements, alors même que de plus en plus de femmes en ont besoin. Je me souviens de la première fois où je me suis retrouvée à court de gélules de progestérone et quand on m'a dit qu'il y avait une rupture de stock pour plusieurs semaines, j'ai été prise de panique ! J'ai immédiatement pensé que j'allais passer plusieurs semaines sans dormir. Puis, je me suis rassurée en me disant que c'était une bonne nouvelle pour le monde – enfin, les femmes prennent leur santé en main et ne craignent plus de prendre des hormones ! Voilà une énorme avancée. Et finalement – Dieu soit loué ! –, j'ai réussi à mettre la main sur des comprimés après une véritable chasse au trésor dans les pharmacies.

Il y a récemment eu une pénurie de patchs en Australie, et une amie à moi a failli se bagarrer avec le pharmacien lorsqu'il le lui a annoncé. Elle me dit que les autres méthodes ne lui conviennent pas aussi bien : « Je ne suis pas fan du gel. Il a une base d'alcool qui me rappelle le désinfectant pour les mains lors du Covid, et l'appliquer tous les jours est juste une chose de plus à faire, une décision de plus à prendre (bras gauche ou droit). Ensuite, il faut que je me souvienne de prendre le comprimé qui l'accompagne. Oui, c'est dans la même boîte, mais il y a toujours une autre chose à faire dans un autre compartiment. »

Une connaissance m'a raconté une histoire qui résume bien la perplexité que peut provoquer le cocktail compliqué d'hormones : « Je prends le gel maintenant, après des années de patch et trois ans de comprimés d'estradiol. Mon médecin m'a dit que la version en comprimés pouvait causer des caillots sanguins, surtout en avion. (C'est vrai : l'œstrogène rend le sang légèrement plus “sirupeux”, ce qui peut entraîner un risque accru de caillots.) Le gel est salissant et prend des siècles à sécher, mais il est plus sûr. Comme j'ai une peur panique de l'avion, j'étais tellement droguée à la gomme et au Valium pendant un vol que j'ai barbouillé le gel partout sur mes bras avant de m'évanouir dans le siège avec le flacon sur les genoux, comme une addict à l'œstrogène. Aucune dignité quand on est vieille. »

Elle a raison de dire que trouver la recette parfaite pour son hormonothérapie peut sembler aussi aléatoire que de réussir une mousse au chocolat. Mais pour moi, l'effort en vaut largement la peine.

Ce qu'on devrait vraiment nous dire sur la façon de prendre des hormones :

- Il existe plusieurs méthodes d'administration (comprimés, patch, gel, spray, implants – bien qu'ils ne soient pas approuvés par la FDA – ou anneau vaginal) et des dosages variés. Parlez-en avec votre médecin pour déterminer ce qui vous convient le mieux. Sachez que cela peut prendre quelques mois.
- À l'exception du Premarin, tous les œstrogènes sont « synthétiques » (comme l'estradiol). Cela signifie simplement qu'ils sont fabriqués en laboratoire, mais la structure moléculaire est la même que celle de l'œstrogène produit par vos ovaires. Le terme « bio-identique » est un concept marketing, pas un terme médical. Votre médecin discutera de ce qui vous convient le mieux et de la nécessité ou non d'ajouter de la progestérone, qui a pour but de protéger la muqueuse utérine. En revanche, si vous avez subi une hystérectomie, vous pouvez prendre de l'œstrogène seul.
- Comme pour tout médicament, il existe des risques avec l'hormonothérapie : l'œstrogène systémique peut entraîner la formation de caillots sanguins. Il est donc important d'en discuter avec votre médecin.

Chapitre 8

DIS-LE-MOI ENCORE

Lors d'un dîner avec une amie que je n'avais pas vue depuis un moment, elle s'est penchée vers moi et m'a dit qu'elle avait quelque chose de terrible à m'avouer. Avant même que j'aie le temps d'imaginer ce que c'était, elle s'est exclamée : « J'ai perdu mon vélo. »

J'étais sur le point de rire, puis j'ai vu ses yeux se remplir de larmes. Elle a poursuivi : « Je suis allée à une réunion en centre-ville, et en sortant, je ne me souvenais plus où j'avais garé mon vélo. J'ai cherché pendant des heures. Puis le lendemain et le surlendemain, j'y suis retournée, espérant le trouver, sans succès. »

« Il a sûrement été volé ! » dis-je.

« Non, répond-elle, je ne me souvenais tout simplement plus où il était. »

Deux jours plus tard, elle a retrouvé son vélo attaché à quelques pâtés de maisons de là, près d'un magasin où elle s'était arrêtée. Elle avait tellement honte qu'elle n'en a pas parlé à sa famille. Son mari et ses enfants avaient souvent raillé son étourderie, et elle savait qu'ils se moqueraient d'elle pour avoir perdu son vélo.

« Qu'est-ce que je dois faire ? » m'a-t-elle demandé.

« Eh bien, pour commencer, ta famille devrait sûrement être plus gentille avec toi ! » ai-je répliqué.

Quand j'oublie des choses, Billy me dit toujours : « Ce n'est pas étonnant. Tu fais toujours plein de choses en même temps. »

Après tout, qui parmi nous n'a jamais oublié où il avait garé sa voiture ou à quel endroit il avait laissé ses clés ? Une de mes amies se souvient d'une fois où elle avait emmené son enfant visiter une université et elle avait passé une heure entière à errer dans chaque parking du campus à la recherche de sa voiture.

Il y a seulement quelques jours, j'étais à l'aéroport en route pour les Golden Globes. Je pianotais sur mon téléphone, tellement absorbée par mes discussions avec mes amies que j'ai raté l'appel pour l'embarquement de mon vol. Quand j'ai enfin levé les yeux, les portes étaient déjà fermées, et même si l'avion était encore à la porte pendant quarante-cinq minutes, ils n'ont pas voulu me laisser monter à bord. J'étais vraiment en colère contre moi-même. Le vol suivant était complet, et j'ai donc dû voyager avec ma robe sur les genoux, faute de place pour mon bagage.

Donc, je savais exactement de quoi parlait mon amie avec son vélo ! Mais en y repensant, je me suis rendu compte que nous avions eu du mal à planifier ce dîner. Elle avait plaisanté sur la gestion chaotique de son agenda, mais en général, elle semblait osciller entre minimiser ses problèmes de mémoire – « Je suis juste un peu étourdie parfois » – et se demander si elle ne devenait pas folle.

Je connais bien ce sentiment de honte. Nous avons sûrement tous déjà joué à « Oh, regarde ! C'est l'acteur dans ce film, tu sais, celui avec untel ! » Personnellement, j'ai déjà oublié les noms de mes partenaires et même le nom du film en pleine conférence de presse ! Quand je sens ce vide arriver, une vague d'anxiété m'envahit. Je finis par dire « truc » pour remplacer le mot que je ne retrouve pas.

Cela m'est arrivé l'autre jour lors d'un dîner avec Ryan Murphy. J'étais en train de lui parler de mon séjour à Londres pour l'émission de Lena Dunham.

Oh non, ai-je pensé. *Il va me demander comment ça s'appelle. Comment ça s'appelle déjà ? J'ai passé un moment formidable ! Elle est tellement géniale. Mais comment ça s'appelle, son émission ? C'était écrit sur la feuille d'appel ? Était-ce deux mots ou trois ? Peut-être qu'il ne va pas me demander, je vais boire une gorgée d'eau et changer de sujet et…*

« Comment elle s'appelle ? » dit-il.

Paralysie totale.

« Truc… »

Je venais tout juste de quitter le tournage de sa série *Too Much*. Pourquoi et comment cela pouvait-il arriver ? Je pense que c'est quelque chose qui s'empare de moi, cette petite voix intérieure qui murmure… *Tu vas oublier… Tu es tellement stupide, ça t'arrive tout le temps et… BOUM !* Le nom s'évanouit – pour ne revenir que précisément au moment où j'abandonne, alors je le crie à moitié, trente minutes plus tard, au milieu d'une conversation.

Lors d'un événement de presse avec mes partenaires de la série *Feud : Les Trahisons de Truman Capote*, on nous a demandé : « Quand vous pensez à la distance parcourue par les femmes depuis l'époque où les plus privilégiées d'entre elles ne pensaient qu'à ce qu'elles allaient porter au bal, choisiriez-vous ce genre de privilège si vous pouviez ? »

« C'est le plus grand rôle que j'ai eu depuis plusieurs années, ai-je commencé. Je suis vraiment fière de ce projet, et je crois qu'il touche le public. *Bon démarrage, tout se passe bien.* Je pense qu'on peut faire certains parallèles. Nous nous battons encore pour notre place dans la société, je suppose, comme ces femmes à l'époque, mais je pense que, que vous soyez un homme ou une femme, cela vient avec la quarantaine. *Oh là là, qu'est-ce que je raconte ?* Plus le temps passe, moins nous nous jugeons sévèrement. À ce stade de la vie, je pense qu'on apprend à aimer parce qu'on vit plus longtemps, on prend plus grand soin de notre santé pour que nous puissions profiter du reste de notre vie… »

À ce moment-là, j'ai remarqué que les autres acteurs me regardaient avec un air perplexe. J'ai rougi et les ai regardés d'un air désolé. J'ai appris à assumer dans ce genre de situation. Avant, je rougissais et priais pour que la terre m'engloutisse. Maintenant, j'essaie juste d'exprimer ce qui se passe en moi : « J'ai donné tellement de conférences sur la ménopause ces derniers temps. Mon cerveau s'est un peu embrouillé. Pardonnez-moi et revenons à nos moutons ! »

Et les gens se détendent. Tout le monde comprend ce sentiment.

Mais je ne veux pas non plus minimiser ce sentiment de perte de contrôle. Les trous de mémoire sont un vrai problème à cet âge. Et qu'ils soient liés à une sorte de brouillard mental causé par des changements dans le cerveau ou à un manque de sommeil, l'effet est le même. Quand on perd la mémoire, on se sent comme une coquille vide. On se demande qui on est, et l'impression de perdre la personne que l'on était peut être très déstabilisante. Non seulement vous ne savez plus comment fonctionner dans cette nouvelle version de vous-même, mais vous craignez aussi que l'ancienne version, celle que vous avez été toute votre vie, ne revienne jamais.

J'ai suggéré à mon amie d'aller voir un médecin pour écarter un diagnostic plus grave, comme une tumeur au cerveau, même si cela était extrêmement peu probable. Tant de femmes font l'expérience des trous de mémoire. Une d'entre elles m'a dit qu'elle et une amie avaient passé tout un trajet en voiture à essayer de se souvenir du titre du livre *Le Bûcher des vanités* de Tom Wolfe.

La personne qui m'a le plus aidée à comprendre les changements du cerveau pendant la ménopause est la Dr Lisa Mosconi, une neuroscientifique, éducatrice et autrice des livres *The Menopause Brain* et *The XX Brain*[25]. Elle est aussi directrice de l'Initiative sur le cerveau des femmes et du Centre de prévention de la maladie d'Alzheimer à l'école de médecine Weill Cornell à New York, où elle est professeure de neurologie.

Lisa Mosconi, qui a grandi à Florence, en Italie, s'est intéressée à ce domaine parce qu'elle a des antécédents familiaux d'Alzheimer. Sa grand-mère faisait partie d'une fratrie de quatre, avec deux sœurs et un frère. Toutes les sœurs ont développé une forme de démence ou la maladie

25. Non traduits en français.

d'Alzheimer et en sont mortes. Le frère, lui, a été épargné, bien qu'ils aient tous vécu jusqu'au même âge. Il y avait peu de soutien en Italie pour la prévention de la démence. Pour comprendre comment aider les autres et elle-même face à cette hérédité, Lisa a obtenu un double doctorat en neurosciences et en médecine nucléaire, cette dernière matière afin de pouvoir faire de la radiologie préventive.

« Pendant mes études, je suis allée voir mon directeur de thèse et je lui ai demandé : "Est-ce que ça fait une différence d'être une femme ou un homme face à la maladie d'Alzheimer ?" m'a-t-elle raconté. Il a répondu : "En quelque sorte." Parce que l'Alzheimer est une maladie liée à l'âge, et comme les femmes vivent plus longtemps que les hommes, plus de femmes que d'hommes la développent. Mais ce que nous avons découvert, c'est que les symptômes apparaissent à la quarantaine. »

Je connais beaucoup de femmes qui sentent que la ménopause a changé leur cerveau. L'une d'elles m'a dit qu'elle pensait qu'il y avait un lien entre ses problèmes de mémoire et ses sautes d'humeur dues à la ménopause : « Je pouvais pleurer à la vue d'un écureuil en train de manger une noisette, puis suer abondamment devant le congélateur, en oubliant pourquoi je l'avais ouvert. J'avais des moments d'absence pendant que je parlais. Mes regards vides inquiétaient mon entourage. Certains plaisantaient en disant que je faisais un AVC, et honnêtement, parfois, je le croyais aussi, car je ne me souvenais plus de ce que j'étais en train de faire, et je pensais qu'en regardant dans le vide, ça me reviendrait. Je passais des coups de fil, puis oubliais la raison de mon appel, alors je raccrochais et envoyais un texto disant : "Désolée, fausse manip" ! »

Pendant des années, quand mes enfants faisaient des bêtises, je confisquais quelque chose, comme un jouet ou une Nintendo. Je ne pouvais pas mettre les objets confisqués au même endroit à chaque fois, car ils finissaient par trouver mes cachettes, donc je devais faire preuve de créativité. Puis, quand venait le moment de leur rendre l'objet, je ne me souvenais plus où il était. Je me lançais dans des recherches interminables jusqu'à leur annoncer : « Vous aurez un jour de punition supplémentaire tant que je ne l'aurai pas retrouvé ! » Nous n'avons pas retrouvé la Nintendo de Sasha pendant des mois.

Quand j'ai essayé d'expliquer à une amie à quel point ma mémoire s'était détériorée, elle m'a répondu : « Non, ta mémoire est toujours aussi bonne ! Tu mémorises des répliques tous les jours ! » Certes, mais chaque acteur a déjà fait ce cauchemar où il se retrouve nu sur scène, incapable de se souvenir de son texte. Et mémoriser des répliques, c'est un travail de court terme. Nous pouvons tous retenir des choses pendant un certain temps, mais dans un mois, me souviendrai-je de l'un de ces dialogues ? Absolument pas. Sans compter que ce ne sont pas nos propres mots. Quand nous récitons un texte, nous n'avons pas cette peur d'être jugés pour avoir dit « truc » à la place d'un mot que nous avons oublié.

Lisa Mosconi entend souvent des histoires de pertes de mémoire, et elle aimerait que davantage de personnes comprennent que c'est en réalité un symptôme hormonal : « Personne ne m'avait dit à l'école que la ménopause avait un impact sur le cerveau. Maintenant, elle est au cœur de presque toutes les recherches que nous menons. »

Le lien paraît intuitif. Quand on pense à ce que vivent les femmes tout au long de leur vie : le syndrome prémenstruel (SPM), la dépression post-partum, les troubles de l'humeur pendant la périménopause… Ce sont sûrement les mêmes hormones, non ?

« Ce qui m'agace profondément, c'est que le domaine médical ne croie pas aux différences entre les sexes, confie la Dr Mosconi. Nous appelons cela la "médecine du bikini", qui consiste à dire que ce qui fait d'une femme une femme, d'un point de vue médical, ce sont les parties du corps qui peuvent être couvertes par un bikini. Vos organes reproducteurs et rien d'autre. Depuis toujours, les professionnels de santé ont traité et diagnostiqué les femmes et les hommes de la même manière, sauf pour ces parties du corps. En neurosciences, on part du principe que les cerveaux de l'homme et de la femme doivent être étudiés de la même manière, mais on oublie les hormones ! »

En étudiant la santé des femmes, j'ai appris qu'elles n'étaient, la plupart du temps, même pas incluses dans les essais cliniques financés par les National Institutes of Health (NIH)[26] jusqu'à ce qu'une loi impose leur participation – en 1993 ! Mais c'était il y a plus de trente ans. La science n'est-elle pas devenue plus curieuse à propos des femmes depuis ? Pourquoi y a-t-il encore si peu de recherches faites sur les liens entre la ménopause et le cerveau ?

« La réponse est qu'il n'y a pas d'argent à y consacrer, explique la Dr Mosconi. Et si vous êtes un scientifique, vous devez payer les factures. Les NIH dépensent 45 milliards de dollars de l'argent public pour financer des recherches. Les femmes représentent 51 % de la population, mais les recherches sur les problèmes de santé qui les concernent ne reçoivent qu'environ 10 % de cet argent. Donc, de nombreux domaines de la santé des femmes, y compris la ménopause, ne reçoivent aucun financement. Nous méritons bien plus. »

Les femmes représentent deux tiers des patients atteints de démence. Évidemment, cela peut être expliqué par la durée de vie des femmes, plus longue que celle des hommes, mais pas uniquement. Il y a quelque chose chez les femmes qui les rend plus susceptibles de développer la maladie d'Alzheimer. Mais quoi ?

Lisa Mosconi a décidé de faire des scans cérébraux de femmes avant et après la ménopause. Ce qu'elle a vu l'a

26. Instituts nationaux de santé. Leur équivalent en France est l'Institut national de la santé et de la recherche médicale (INSERM).

profondément impressionnée. En vieillissant, l'activité dans leur cortex préfrontal (la partie du cerveau responsable de la réflexion et du raisonnement), ainsi que dans leur cortex cingulaire (qui gère la mémoire des actions) et leur cortex temporal (en charge de la mémoire générale et des fonctions) chute d'environ 30 %. Et ce chiffre ne s'améliore pas. Évidemment, c'est une moyenne : chez certaines femmes, il n'y a aucun changement, et chez d'autres, c'est catastrophique.

Une femme que je connais raconte :

« J'avais une mémoire exceptionnelle, presque photographique. Rien de vraiment utile, mais je me souvenais des anniversaires de tout le monde et la liste de tous les présidents américains. Je pouvais les énumérer en dix secondes. Aujourd'hui, je ne me souviens même plus de ce que j'ai mangé hier soir. Je ne me souviens plus du mot que j'ai utilisé dans Wordle. Et je ne sais pas si c'est un réel symptôme ou simplement les conséquences de la charge mentale. » Elle a peur de devenir folle, car sa grand-mère est atteinte de démence, donc elle prend des suppléments pour la « santé du cerveau », même si rien ne prouve que ça fonctionne.

La Dr Mosconi m'a relaté que de nombreuses patientes lui confiaient avoir peur de devenir réellement folles à cause des changements de leur personnalité. « Nous devons donc faire des examens très approfondis : beaucoup de tests en laboratoire, des IRM et des tomographies pour être en mesure de dire avec certitude si c'est lié à la ménopause ou non. »

Et si c'est le cas, que peut-on faire ?

Lisa Mosconi faisait partie d'une équipe de recherche qui vient de terminer la plus grande étude jamais réalisée au sujet des effets de l'hormonothérapie sur la maladie d'Alzheimer et la démence, en testant plus de six millions de femmes. « Les résultats montrent que l'utilisation d'œstrogène seul réduit modérément le risque de démence, l'utilisation de l'œstrogène en milieu de vie étant associée à une réduction de plus de 30 % du risque de développer la maladie d'Alzheimer plus tard. C'est une bonne nouvelle. Si vous commencez à prendre des œstrogènes plus de dix ans après vos dernières règles, il ne se passera rien. Cela ne vous fait pas de mal, mais cela ne vous protège pas non plus. La combinaison œstrogène-progestérone prise en milieu de vie entraîne une certaine réduction du risque, d'environ 23 %. Mais nous n'avons pas encore suffisamment de données pour tirer des conclusions définitives. »

Ces résultats sont particulièrement dramatiques pour les personnes comme moi qui ont traversé une ménopause précoce : « Si vous entrez en ménopause avant l'âge de quarante-cinq ans, cela constitue en soi un facteur de risque de développement de la maladie d'Alzheimer. The Menopause Society a même déclaré que dans de telles circonstances, l'hormonothérapie est recommandée pour minimiser ce risque. »

Ouf ! J'ai donc fait quelque chose de bien (croisons les doigts).

Mais indépendamment du moment où nous commençons la ménopause, l'hormonothérapie n'offre pas une protection totale. Alors, que peut-on faire d'autre ?

« Commencez la prévention dès que vous le pouvez, confirme la Dr Mosconi. Il est possible de prendre soin de la santé du cerveau à tout âge, mais cela demande de la discipline. Tout d'abord : des bilans de santé réguliers afin de surveiller les facteurs qui sont connus pour augmenter le risque de maladie d'Alzheimer comme le diabète, la résistance à l'insuline, le prédiabète et l'obésité, ainsi que les maladies cardiovasculaires. L'hypertension doit être traitée. Le cholestérol et les triglycérides élevés doivent être aussi pris en charge, ainsi que les maladies thyroïdiennes. Selon moi, détecter la ménopause devrait faire partie de l'examen neurologique pour prévenir la démence. »

Elle recommande également une bonne alimentation, avec plus de légumes, car ils peuvent réduire le stress oxydatif dans le cerveau. Et bien sûr, du sport ou toute forme d'exercice physique. « De manière générale, nous sommes une population beaucoup trop sédentaire, nous ne bougeons pas assez. »

Elle a ensuite mentionné quelque chose qui m'a surprise : « L'hygiène est un autre facteur à prendre en compte. Se brosser les dents est vraiment important parce que le microbiome intestinal influence la santé du cerveau. Si vous souffrez de dysbiose (lorsque le microbiome intestinal est perturbé), vous avez des troubles cognitifs. Vous devez vous servir d'un fil dentaire tous les jours. » J'ai toujours été paresseuse concernant l'utilisation du fil dentaire, mais depuis que j'ai appris que les bactéries dans notre bouche affectent notre microbiome intestinal, j'ai intensifié ma routine d'hygiène dentaire !

La santé intestinale et la santé cérébrale sont donc liées à cause du microbiome, et la santé cardiaque a également un impact sur la santé cérébrale. Tout est connecté ! Ce que vous faites pour minimiser le risque de maladies cardiovasculaires est la même chose que ce que vous devez faire pour réduire les risques d'Alzheimer. Il peut également y avoir une composante génétique à votre risque de développer cette maladie.

Et pourtant, la perte de mémoire dont nous faisons l'expérience à cet âge est en réalité un signe de variation hormonale qui peut provoquer de réels changements dans la façon dont notre cerveau fonctionne. Mais ces symptômes peuvent être soulagés par l'hormonothérapie.

Après avoir retrouvé son vélo, mon amie a finalement consulté un médecin. Son IRM était normale, donc son « brouillard mental » est probablement lié à la ménopause. Elle envisage de prendre des hormones. Je l'ai encouragée à parler à sa famille et à leur demander d'arrêter de se moquer d'elle et d'ajouter à son stress ! Quoi qu'il en soit, c'est quelque chose qui nécessite de la bienveillance, pas des blagues.

Ce qu'on devrait vraiment nous dire à propos de la santé du cerveau :

- Le « brouillard mental », tout comme les bouffées de chaleur, peut être un des symptômes de la ménopause. Des analyses de laboratoire, des IRM et des TEP peuvent aider à déterminer si c'est un signe de démence. Et si c'est lié à la ménopause, l'hormonothérapie peut aider.
- De récentes études montrent que l'utilisation d'œstrogènes vers la cinquantaine peut réduire le risque de développer la maladie d'Alzheimer, en particulier chez les femmes ayant traversé la périménopause.
- Pas de chamane ici, mais la méditation et la respiration peuvent aider à gérer l'anxiété, et se calmer peut nous aider à mieux nous souvenir des choses.
- La plupart des actions que vous entreprenez pour prévenir les problèmes cardiovasculaires (maintenir une alimentation riche en aliments d'origine végétale, faire de l'exercice régulièrement) peuvent également aider à prévenir les maladies cérébrales. Prenez soin de votre santé.
- N'hésitez pas à faire part de vos difficultés à votre famille pour que tous se montrent bienveillants et compréhensifs.

Chapitre 9

LA SÉCHERESSE

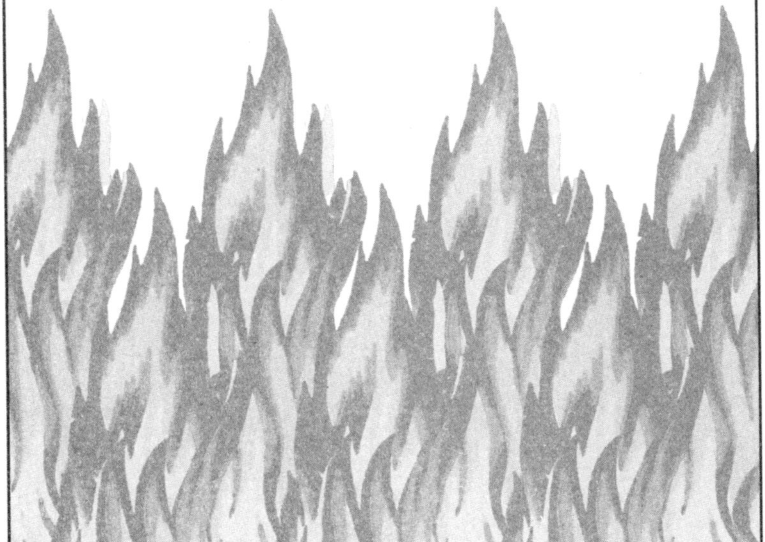

Voici une véritable conversation qu'une de mes amies a eue avec son compagnon :

Elle : Chéri, je veux faire quelque chose pour mon visage. Je veux faire un lifting du cou. Je veux me débarrasser de mon double menton.

Lui : Non ! Tu es belle comme tu es ! Tu as gagné tes rides ! Elles font partie de ce que j'aime chez toi ! Tu n'as pas toujours dit que tu voulais vieillir naturellement ?

Elle : Eh bien, Marie Kondo était obsédée par l'ordre et la propreté jusqu'à ce qu'elle ait des enfants. Les priorités changent. Quand je me regarde dans le miroir, tout ce que je vois, ce sont ces horribles bajoues. Je ne veux pas ressembler à une autre personne. Je veux seulement avoir l'air un peu moins fatiguée.

Lui : Et si tu avais l'air différente ? Ce serait comme être avec quelqu'un d'autre.

Elle : Non, ce sera toujours moi.

Il a regardé sa compagne d'un air sérieux. Elle a vu la compassion et l'empathie dans ses yeux. Elle se sentait vue et écoutée. Quelle chance elle avait d'avoir trouvé un homme qui l'aimait, elle et ses rides ! Il a fini par soupirer.

Lui : D'accord. Et tant que tu y es, tu pourrais aussi te faire refaire les seins ?

Je suis presque certaine qu'après m'être étendue sur les liftings, je – enfin, mon amie ! – méritais ce commentaire, ainsi que ce qui a suivi, quand l'homme a menacé de se faire un lifting lui-même. C'est là que j'ai compris qu'il était temps de changer de sujet.

Chaque femme pèse le pour et le contre entre « rester naturelle » ou avoir recours à la chirurgie esthétique. Certaines ne font rien, ou s'enduisent de crème solaire pour éviter d'accélérer le vieillissement. D'autres, surtout celles qui en ont les moyens, ont le numéro de leur dermatologue en favori dans leur téléphone ou ont subi des interventions chirurgicales. Là où vous vous situez sur ce continuum dépend de vos goûts personnels, de vos revenus et de la pression sociale.

À la quarantaine, la peau de mon visage a commencé à me démanger. Je disais à tout le monde : « Je suis sans cesse devant une caméra, et je ne peux pas arrêter de me gratter le visage ! » J'ai essayé une pommade à base de cortisone, et cela m'a soulagée temporairement. (L'usage à long terme peut provoquer des effets secondaires, y compris des problèmes de glandes surrénales et l'amincissement de la peau.) Je ne savais pas que les démangeaisons cutanées étaient liées à la ménopause, alors que maintenant, je sais que la perte d'œstrogènes provoque la déshydratation de tout notre corps.

J'ai contacté mes amies qui avaient créé Onda Beauty, un magasin qui ne vend que des produits entièrement naturels. Ma peau a bien réagi à ces ingrédients plus doux. Puis, j'ai commencé à examiner de plus près les marques que j'utilisais. J'ai remarqué des ingrédients assez agressifs qui ne fonctionnaient plus aussi bien, ainsi que des promesses exagérées de rajeunissement. Ces crèmes antirides avaient des campagnes marketing remplies de femmes ayant la moitié de mon âge. Nous avons besoin de solutions, de conseils sur les moyens d'hydrater notre corps quand il traverse la ménopause.

Nous entrons également dans une période de la vie où nous avons probablement plus de temps qu'auparavant, plus le temps d'investir en nous-mêmes. Nous ne nous couchons plus avec notre maquillage. Nous ne nous contentons plus de brosser nos dents pendant trente secondes avant d'aller dormir. Nous avons la patience d'ajouter des étapes supplémentaires pour prendre soin de notre peau. Et nous nous offrons des soins de qualité plutôt que de céder à la dernière petite robe noire tendance ou à une nouvelle paire de baskets.

Je me suis dit : *Et s'il existait une marque destinée à cette tranche d'âge qui proposerait des produits pour toutes les parties de notre corps, en prenant en compte tous les symptômes ?* Et s'il y avait un endroit où l'on pouvait trouver tout ce dont on a besoin sans devoir aller dans plusieurs magasins ? Et si tout était là, à portée de main, sans fausse promesse, mais en proclamant : « Nous vous voyons. Vous êtes puissantes et toujours présentes, et nous voulons vous donner les outils pour prendre soin de vous, de la tête au vagin, avec des ingrédients très spécifiques et ciblés. »

Je voulais aussi que ce soit amusant, sexy et audacieux, et porteur d'un message : ce n'est pas la fin. Ce n'est pas le moment de sortir les aiguilles à tricoter et de s'asseoir dans un coin. C'est le moment de prendre soin de soi et d'embrasser la joie de vivre. (Je devrais dire, cependant, que je me suis récemment mise au tricot ! Mais pas parce que je suis à la retraite ; parce que c'est apaisant, ça incite à la méditation et ça m'aide à retenir mes répliques !)

Ayant grandi au Royaume-Uni et en Australie, où la culture veut qu'on se fasse tous discrets, j'ai toujours trouvé difficile de parler en mon nom. J'ai ressenti un vrai choc en arrivant aux États-Unis. Tout le monde semblait si confiant ! Mais enfin, même moi, avec ma timidité chronique, j'ai ressenti le désir de faire quelque chose.

La seule figure publique dont je me souvenais qui parlait d'hormones et de ménopause était la pionnière Suzanne Somers, une véritable fonceuse, bien en avance sur son temps. Elle défendait également les composés hormonaux bio-identiques, alors qu'ils n'étaient pas autorisés par la FDA quand je suis entrée en ménopause.

Comme je l'ai déjà dit, j'avais peur de parler publiquement de ma ménopause, peur qu'Hollywood m'oublie et me voie comme une actrice « périmée ». Plus d'une personne dans l'industrie m'avait dit que je ferais mieux de travailler autant que possible, parce que, passé quarante ans, tout s'assèche, sans mauvais jeu de mots. Mais je voulais trouver un moyen de connecter ces femmes et de me sentir moins seule.

Après avoir commencé à parler de ma propre expérience, j'ai été frappée par l'ampleur de la souffrance des femmes et de leur solitude. Plus d'une fois, certaines sont venues me voir avec les larmes aux yeux pour partager leur histoire, me disant qu'elles avaient enfin réussi à parler de ce qu'elles traversaient à leurs partenaires ou à leurs patrons. Ces femmes faisaient des choses incroyables au quotidien, sans soutien, en prenant beaucoup de responsabilités sur leurs épaules.

Quant à moi, je sentais que, d'une certaine manière, je ne faisais que commencer. Ma carrière était en train de décoller. J'ai joué Ann Darrow dans *King Kong* à trente-six ans, juste avant de recevoir les résultats de ma prise de sang qui m'annonçaient ma ménopause précoce.

Avançons rapidement jusqu'à l'époque du Covid, où nous nous sommes tous retrouvés coincés chez nous. J'ai soudain eu le temps de chercher comment entrer en contact avec les femmes ayant les mêmes questionnements que moi. J'étais déjà étroitement impliquée dans Onda Beauty, mais dorénavant, c'était devenu une passion. Un jour, alors que j'étais en réunion avec une cinquantaine de fondateurs de l'industrie de la beauté, PDG et investisseurs, nous nous sommes demandé comment nous entraider. Ces appels se sont rapidement transformés en réunions hebdomadaires pendant deux ans.

J'étais très anxieuse à l'idée de prendre le risque de lancer une entreprise, mais je ne pouvais pas m'empêcher d'y penser. Quand j'ai commencé à parler publiquement de ménopause, j'ai pris un risque. Personne ne veut se retrouver seul à s'exprimer sur un sujet aussi personnel et tabou. Je savais que j'avais besoin d'aide, et je voyais le potentiel que pourrait avoir la création d'une communauté autour de ces sujets. Alors, j'ai fait ce que tout visionnaire, véritable leader ne ferait pas : j'ai googlé « Comment créer un mouvement ».

Aussi ridicule que cela puisse paraître, je suis rapidement tombée sur une conférence TED de Derek Sivers qui m'inspire encore aujourd'hui. Il y décrivait comment une personne avait réussi à faire danser un groupe de personnes dans un parc. Quelqu'un souhaitant marquer le début d'une fête pourrait commencer à danser sans retenue, s'exposant au ridicule, tandis que le reste du groupe suit les normes sociales nous interdisant de nous trémousser en public. Mais peut-être qu'une personne décide de se joindre à lui. Et tout à coup, deux personnes dansent, et cela paraît moins ridicule. Cette deuxième personne appelle ses amis, qui appellent ensuite leurs amis, et avant que vous ne vous en rendiez compte, une véritable fête a lieu au milieu du parc.

En résumé, pour lancer un mouvement social, le leader doit être prêt à se ridiculiser, en fournissant des instructions simples. Mais plus important que le leader est la première personne qui répond à l'appel et décide de rejoindre ce leader. C'est avec l'enthousiasme d'un suiveur qu'une personne ordinaire se transforme en leader. Le leader est l'étincelle, le suiveur est le feu. Finalement, de plus en plus de personnes rejoignent la cause jusqu'à ce qu'il n'y ait plus aucun risque à se joindre à la fête. Et si le mouvement est suffisamment réussi, la marée monte, et il devient risqué de ne pas embarquer.

Mon rêve était de créer une communauté. Je pensais qu'en partageant nos histoires, nous pourrions un jour vivre dans un monde où nous aurions éliminé la stigmatisation associée à la vieillesse, et où il serait normal d'être pleinement authentique à chaque étape de notre vie.

Au fil du temps, ces réunions et les recherches que je faisais ont renforcé ma confiance. J'étais de plus en plus convaincue que le monde devait accorder plus d'attention aux femmes ménopausées. Mais comment diable pouvais-je lancer cette initiative ? Les gens avec qui je parlais étaient si inspirants ! Je sentais l'urgence de faire quelque chose avec cette idée qui me trottait dans la tête. Au début de la deuxième année, j'ai pensé : *Je vais juste passer un coup de fil et présenter cette idée de société de la ménopause. Voyons où cela mène.* Je me suis retrouvée au téléphone avec un cadre de l'entreprise de biotechnologie Amyris. Il a dit : « Ooh, j'aime cette idée. Je vais vous mettre en relation avec deux autres personnes ici. » C'est là que j'ai commencé à penser que, même si je n'ai jamais terminé mes études, j'avais peut-être quelques aptitudes en affaires après tout.

J'ai monté une présentation et un moodboard composé d'images trouvées sur Internet. J'étais plutôt satisfaite étant donné que je l'avais fait en moins de vingt-quatre heures avec une amie douée en graphisme. Puis nous avons eu cette fameuse réunion, et quelqu'un a dit : « Lançons le projet. » Entre ce premier appel et le lancement de Stripes Beauty, il ne s'est écoulé qu'environ seize mois.

J'étais tellement heureuse de voir que les gens réagissaient comme je l'avais espéré ! Tant de femmes m'ont dit depuis que le site est un excellent endroit pour s'informer sur la ménopause, mais aussi un lieu où elles se sentent vues et comprises. Dans ce travail, j'ai découvert que l'humour est notre plus grand atout, car Dieu sait qu'il y a assez de souffrance et de peur dans ce monde. C'est tellement plus facile d'apprendre des choses quand on dissipe la souffrance avec le rire ! Nous devons sans cesse nous demander : Comment pouvons-nous aborder cette période de la vie d'une manière qui la rende non seulement supportable, mais amusante ? C'est ainsi que Stripes Beauty en est venu à proposer des produits comme le lubrifiant *Oh My Glide!* et le gel hydratant *Vag of Honor*.

Mais ces produits (aussi bons soient-ils !) ne remplacent pas les visites régulières chez un dermatologue. Les examens pour détecter un cancer de la peau sont essentiels, et les dermatologues peuvent avoir des conseils sur ce qu'il est possible de faire pour traiter les problèmes comme les poches sous les yeux ou les plaques de peau sèche. Ces médecins ne sont pas toujours conventionnés, mais j'ai trouvé qu'il est parfois moins coûteux de payer de sa poche pour une consultation avec un bon dermatologue que d'essayer une douzaine de produits différents en pharmacie ou chez Sephora, en espérant que l'un d'entre eux fonctionnera.

Les médecins qui connaissent la ménopause m'ont dit que la sécheresse de ma peau était liée à mon âge. Le renouvellement cellulaire ralentit avec l'âge. Dans la vingtaine, notre peau se régénère sur un cycle d'environ un mois. Mais vers cinquante ans, ce même cycle prend environ cinquante jours. Et sans renouvellement, on se retrouve avec cette sensation et cet aspect de peau terne. Les rétinoïdes et les exfoliants peuvent aider à accélérer le renouvellement cellulaire, mais ils peuvent aussi assécher la peau, donc c'est un équilibre délicat à trouver. Personnellement, je tends à les éviter ces temps-ci, ou à ne les utiliser que pour des occasions spéciales.

Comble d'ennui, notre peau à cet âge peut être à la fois sèche et sujette à l'acné parce que les glandes sébacées restent actives et répandues sur tout le corps. (Encore une fois, ce drôle de parallèle entre la puberté et la ménopause !)

« Certainement pendant la puberté, nos glandes sébacées peuvent être hyperactives et provoquer de l'acné, mais nous ne sommes pas à l'abri non plus en vieillissant », a expliqué la Dr Dendy Engelman, chirurgienne dermatologue certifiée à New York. « L'Académie américaine de dermatologie affirme que 25 % des femmes dans la quarantaine souffrent encore d'acné. Elles ont des éruptions sur le visage, et elles disent : "Quand j'ai dit que je voulais avoir l'air plus jeune, je ne parlais pas d'avoir de l'acné !' Elles peuvent en même temps souffrir de sécheresse vaginale. C'est donc une grande ironie :

comment hydrater une zone tout en asséchant d'autres parties où il y a des éruptions ? »

La dermatologue Amy Wechsler m'a expliqué : « L'acné hormonale apparaît typiquement sur le bas du visage, le menton, la mâchoire et le cou. C'est parce qu'il y a plus de récepteurs de la testostérone dans cette zone. »

Si une femme commence à avoir des boutons vers la quarantaine, c'est très probablement hormonal.

On fera sans doute un bilan sanguin, et on lui proposera peut-être une pilule contraceptive ou un composé appelé spironolactone, qui a été initialement conçu pour traiter l'hypertension artérielle.

Un autre problème courant pour les femmes de cet âge est la rosacée, une inflammation rougeâtre du visage. « La rosacée peut souvent se déclencher ou commencer chez les personnes dont la peau est sensible, a précisé la Dr Wechsler. J'explique toujours que la sensibilité de la peau peut être de deux types. On peut naître avec une peau sensible, et l'avoir toute sa vie, ou bien on peut développer temporairement une sensibilité cutanée provoquée par des changements hormonaux, l'utilisation de nouveaux produits, le stress excessif ou le manque de sommeil. Et la ménopause est l'une de ces périodes de bouleversement qui peut entraîner une sensibilité accrue. Parfois, cela se manifeste par de la rosacée, parfois par des éruptions, de l'eczéma ou une dermatite. Passer à des produits pour peau sensible, sans parfum, peut souvent aider. »

Par ailleurs, je constate que j'aimais autrefois faire toutes sortes de masques pour le visage que je trouvais en pharmacie, mais maintenant ma peau réagit mal à tous, sauf aux plus doux.

Une fois, un dermatologue m'a suggéré de faire un peeling chimique. Quelques secondes après l'avoir appliqué, j'ai senti ma peau brûler comme si elle était en feu. J'ai senti la panique monter tandis qu'il enlevait rapidement le produit. Il m'a dit que la récupération prendrait cinq jours. Au dixième jour, le jour de Noël, je me suis retrouvée avec un visage complètement couvert de croûtes. Je suis déjà du genre à me sentir un peu déprimée à Noël, et ça n'a pas aidé. Nous devons toujours faire des recherches avant de nous lancer dans certaines procédures esthétiques pour ne pas prendre de décision sur un coup de tête.

En parlant de sensibilité, mes amies et moi aimons nous détendre en nous retrouvant pour une manucure-pédicure, mais plusieurs dermatologues m'ont dit qu'il faut être prudent quant au choix du salon et des produits.

La Dr Wechsler m'a dit : « Les UV sont dangereux. Une manucure en gel est moins dangereuse si vous portez des gants avec le bout des doigts coupés, et si vous mettez de la crème solaire, mais malgré tout, le lit de l'ongle est exposé à la lumière ultraviolette. Je n'aime pas du tout ça. » Pour une manucure régulière, elle dit qu'elle n'aime pas couper les cuticules. « Je ne laisse jamais personne toucher le bas des cuticules. Une cuticule en bonne santé protège l'ongle des infections transmises par des champignons, des levures et des bactéries. » Enfin, pour elle, il est important de regarder comment le salon nettoie ses instruments, surtout pour les pédicures : « Si quelqu'un a une mycose ou une verrue au pied et qu'il met son pied dans ce bain d'eau avant vous, vous pourriez l'attraper. La plupart des salons ne nettoient à l'eau de Javel qu'en fin de journée. Et l'eau de Javel est la seule chose capable de tout désinfecter. Un peu d'eau savonneuse ne tuera pas le virus des verrues ni les champignons ou les bactéries. Dans mon cabinet, je vois toutes sortes d'infections aux pieds et parfois aux mains provenant des salons de manucure. Si le salon utilise un revêtement jetable, ou si vous êtes la première cliente du matin et qu'ils nettoient avec de l'eau de Javel pendant la nuit, vous êtes généralement en sécurité. »

Dendy Engelman ajoute que le sommeil joue un rôle significatif dans les problèmes de peau, car c'est pendant le sommeil profond qu'il y a une augmentation de l'hormone de croissance humaine (HGH), qui est également liée à la santé des cheveux.

La perte de cheveux surprend beaucoup de femmes à la ménopause. Je n'avais moi-même pas réalisé que mon amincissement capillaire était une question dermatologique et pas seulement un problème à gérer chez le coiffeur.

Pour Amy Wechsler, un des problèmes qu'elle rencontre souvent en lien avec la perte de cheveux chez les femmes d'âge mûr est un faible taux de fer : « Vous perdez du sang tous les mois. Mon gynécologue m'a dit : "Je n'aime pas que les femmes menstruées donnent leur sang. Vous n'avez pas assez de fer." Ça a tout son sens, car on donne beaucoup de fer lorsqu'on donne son sang. C'est un geste magnifique pour tant de raisons, mais beaucoup de femmes, même sans donner de sang, n'ont pas assez de fer. Et les cheveux dépendent beaucoup de notre apport en fer et de ses réserves. »

Je lui ai demandé si les compléments alimentaires étaient efficaces, et elle a répondu oui, et qu'un traitement par perfusion pouvait parfois être justifié. « Si une femme saigne encore et que son taux de fer est bas, on peut lui donner du fer par voie intraveineuse, puis contrôler son taux sanguin un mois plus tard. Si les résultats sont normaux, la fréquence de ses menstruations et l'intensité de son flux détermineront la fréquence des contrôles, tous les six mois à un an. Il est également possible de ralentir ou d'interrompre des menstruations abondantes avec des pilules contraceptives ou un stérilet. »

Mes cheveux sont mon talon d'Achille. J'ai l'impression que c'est la seule chose que je ne parviens jamais à bien gérer. Évidemment, j'ai maltraité mes cheveux dans des films et lors de séances photo depuis l'âge de vingt ans. Je les ai colorés, frisottés, lissés à chaud, bourrés de produits, et, pire encore, tirés de façon anormale pour me faire un lifting maison, puis cachés sous des perruques pendant des jours d'affilée.

Tous les membres de ma famille ont des cheveux fins, mais j'en ai moins que ma grand-mère, que mon frère, que mes tantes et que ma mère. Mon implantation recule sans cesse, et ma raie s'élargit. J'ai essayé chaque complément et traitement disponibles. Eh oui, c'est devenu une obsession pour moi. Dans un moment de faiblesse, j'ai tenté le PRP, des injections de plasma riche en plaquettes utilisées pour une guérison rapide des blessures. Cela a fait tellement gonfler mon front que j'ai dû annuler une séance photo pour la couverture d'un magazine.

Ce qui m'aide le plus, c'est de maintenir un régime riche en protéines et en fer, et de minimiser le stress. J'essaie aussi de ne plus maltraiter mes pauvres cheveux comme avant, sauf si c'est absolument nécessaire pour le travail. J'ai parfois de bons moments, mais ensuite, ça redevient comme avant – fins et en train de s'éclaircir. Je porte des perruques dans les films et des extensions pour les séances photo. Récemment, j'ai trouvé une option d'extensions plus permanentes que j'aime bien, une méthode avec des microbilles, mais elle doit être refaite toutes les six semaines. D'une certaine manière, je suis reconnaissante parce que mes cheveux clairsemés me distraient du vieillissement de mon visage !

Chaque fois que j'ai vu la Dr Engelman parler lors de conférences, dès qu'elle aborde le sujet de la perte de cheveux, les femmes dans l'assistance se tournent toujours les unes vers les autres, regardent sa chevelure luxuriante et chuchotent : « Eh bien, elle n'a sûrement pas ce problème ! »

Mais Dendy Engelman dit qu'elle a vu à quel point la perte de cheveux peut être personnelle, qu'elle soit liée à l'âge ou à une maladie. « Je suis chirurgienne spécialisée dans le cancer de la peau, m'a-t-elle confié. Dans cette spécialité, j'ai eu plus de patientes pleurant dans mon cabinet à propos de leur perte de cheveux qu'après avoir reçu un diagnostic de cancer de la peau. Les cheveux sont très émotionnels. Les gens ne savent même pas si les dermatologues sont les bons spécialistes à consulter pour la perte de cheveux. Ils disent : “Je ne sais même pas si vous êtes le bon spécialiste. Devrais-je en parler à mon médecin généraliste ? À mon interniste ? À mon gynéco ?” Et la vérité est que nous sommes les experts sur tout ce qui est extérieur : les cheveux, la peau, les ongles. Je dois leur dire : “Nous ne vieillissons pas pour avoir naturellement de meilleurs cheveux.” Nous savons que les follicules pileux et la tige du cheveu rétrécissent, et nous perdons de la densité capillaire. Et chez les femmes, cela ne se manifeste pas comme chez les hommes, avec ce qu'ils appellent une “allée de pouvoir”, lorsqu'ils ont les tempes dégarnies. Chez les femmes, la raie médiane s'élargit. Le cuir chevelu est de plus en plus visible, et cela peut être très angoissant. »

Que peut-on faire contre la perte de cheveux ? Des femmes que je connais, préoccupées par la perte de leurs longues chevelures épaisses, prennent des compléments alimentaires qui favorisent la pousse des cheveux. D'autres femmes que je connais prennent des *gummies* à la biotine (vitamine B8), même si cela cause des problèmes gastro-intestinaux comme des crampes d'estomac, des nausées et de la diarrhée. Je connais aussi beaucoup de femmes qui ne jurent que par les poudres de remplissage assorties à leur couleur de cheveux. Appliquées sur le cuir chevelu, elles cachent la peau nue que l'on voit habituellement au milieu des cheveux clairsemés.

Je sais, c'est encore un autre produit ! Si ta salle de bains est comme la mienne, elle est remplie de suffisamment de petites potions pour ressembler à un garde-manger de sorcière. Avant, je me contentais de laver mon visage le soir ; maintenant, je suis une routine élaborée qui pourrait être intitulée « Soins de la peau : une pièce en quatre actes ».

• Premier acte : nettoyant. Certains dermatologues recommandent un « double nettoyage », où l'on enlève d'abord son maquillage (je ne jure que par le démaquillant pour les yeux Bioderma), puis on utilise un nettoyant plus profond. À notre âge, on recommande souvent un nettoyant doux et lacté ou à base d'huile, plutôt que quelque chose de plus astringent ou exfoliant, comme celui qu'on aurait pu utiliser quand on était plus jeune.

• Deuxième acte : tonique, pour humidifier la peau et ouvrir les pores afin de laisser pénétrer l'hydratation. On l'applique avec un coton ou on le vaporise et on le tapote avec les doigts.

• Troisième acte : sérum. C'est généralement plus léger qu'une crème hydratante et cela traite spécifiquement les problèmes que l'on rencontre – sécheresse, teint terne ou taches sombres, par exemple. Le biologiste de Stripes Beauty a créé une combinaison spéciale d'ingrédients pour les femmes ménopausées, du squalane avec de l'ectoïne, pour une hydratation plus profonde. L'un des ingrédients les plus courants dans les sérums est l'acide hyaluronique, qui rend la peau plus souple et réduit les rides. Un autre est la niacinamide, une version hydrosoluble de la vitamine B3, qui resserre la peau en réduisant la taille des pores.

• Quatrième acte : crème hydratante avec écran solaire le jour. Crème hydratante de nuit sans écran solaire pour la nuit. Ces produits contiennent souvent du rétinol ou des rétinoïdes, qui stimulent la production de collagène, donnant à la peau une apparence plus pulpeuse.

Et puis, il y a les extras : crème pour les yeux, masques, exfoliants, sans parler des traitements injectables plus coûteux et plus extrêmes, comme le Botox, qui détend les muscles pendant quelques mois, éliminant les rides ; ou les injections de collagène, qui comblent les rides. La gourou du maquillage Bobbi Brown m'a dit : « J'ai choisi de ne pas faire d'injections. Ce n'est tout simplement pas mon truc. Mais j'ai recours à des lasers et à toutes sortes de traitements qui, je trouve, me rendent plus belle. »

Elle utilise des traitements microcourants et des masques pour calmer la peau ou resserrer les pores avant de faire quoi que ce soit d'autre. Le resurfaçage au laser peut être coûteux, et il peut y avoir une période de récupération de quelques jours, voire de quelques semaines, pendant laquelle il y a des croûtes et des desquamations importantes, selon la quantité de traitement effectuée en une seule fois. Mais cela aide vraiment à uniformiser la peau et à lui redonner de l'éclat. Interrogez vos amies à propos des périodes de récupération, ainsi que vos médecins !

J'ai testé un soin appelé Morpheus 8 sur mon cou et mon visage pour augmenter la production de collagène. Cela peut faire un mal de chien et c'est cher, mais certains dermatologues considèrent que c'est une bonne option pour raffermir la peau. Et selon moi, si ça ne fait pas mal, c'est probablement que ça ne fait rien. Eh bien, ensuite j'ai parlé à une autre dermatologue ; elle m'a dit qu'elle ne proposait pas ce soin, car, d'après son expérience, les résultats ne duraient pas très longtemps. Ce qu'elle fait, c'est le thermage, qui est également douloureux et coûteux, mais elle pense que c'est un meilleur investissement.

Déprimant, n'est-ce pas ?

D'autres dermatologues disent que les femmes de notre âge devraient économiser tout l'argent qu'elles dépensent en sérums et l'investir dans uniquement trois actions.

- Premièrement : un bon écran solaire au zinc, à porter tous les jours comme si c'était la fin du monde.
- Deuxièmement : une crème aux trétinoïnes (Retin-A) tous les soirs (à appliquer sur peau complètement sèche).
- Troisièmement : du Botox tous les trois mois.

Les deux premiers sont relativement bon marché. Le troisième coûte entre 300 et environ 1 000 dollars par traitement, selon la région du monde où tu te trouves et le niveau d'expertise de ton cabinet médical[27]. Le Botox peut figer certaines expressions du visage, ce que de nombreuses

27. Compter 300 à 700 euros en France.

femmes pourraient ne pas vouloir. La première fois que j'en ai fait, je devais tourner un film d'horreur, et je n'avais pas du tout l'air terrifiée, mon visage était figé ! Mais je voulais essayer, car une amie l'avait fait et elle avait l'air superbe. Depuis, je ne fais que du « baby Botox » entre les tournages, mais je suis toujours à la recherche de nouvelles choses à essayer.

Le maquillage que nous pouvons porter change également avec l'âge. Quand je tournais seize heures par jour dans la série *Gypsy*, ma maquilleuse, Kyra Panchenko, et moi menions une bataille constante contre les rougeurs et l'irritation de ma peau. « C'est facile de maquiller les jeunes. Tu peux littéralement leur mettre n'importe quoi sur le visage et elles sont magnifiques, confiait-elle. Mais pour une femme plus âgée, tu dois vraiment prendre le temps et faire attention. Certains de mes pinceaux sont trop agressifs pour une peau plus âgée. »

Mary Wiles, maquilleuse de nombreuses célébrités, dit que la clé du maquillage à cet âge est de « garder la peau fraîche et éclatante, sans trop de poudre ni trop de fond de teint. »

Elle renchérit : « Un sourcil bien défini donne toujours un air plus jeune, car en vieillissant, nos paupières tombent et nos sourcils s'affinent. » Pour lutter contre cela, elle recommande d'épaissir les cils avec beaucoup de mascara et un peu de crayon sur la ligne des cils, un brun foncé ou noir.

Elle utilise un recourbe-cils pour ouvrir le regard, ainsi qu'une ombre à paupières dans une teinte mate. « Un maquillage naturel, dans les tons déjà existants sur ton visage, mettra en valeur ce que tu as déjà. Si tu as des lèvres à teinte bleutée, n'applique pas de rouge à lèvres orange. Garde une palette de couleurs froides. » Elle préfère aussi un blush crème plutôt qu'une poudre. Elle ajoute : « J'ai l'impression que le marché est inondé de poudres, et personne ne veut vraiment les utiliser. » La poudre s'enfonce dans les plis, et si tu as beaucoup de rides, cela peut donner l'impression que « ton visage se craquelle. Un crayon à lèvres aide à en préciser le contour, et si tu as une peau pâle, tu pourrais envisager de porter un rouge à lèvres audacieux ».

La célèbre Bobbi Brown, maquilleuse depuis quarante ans, m'a dit : « Je viens juste de comprendre comment me maquiller pour ne pas avoir l'air fatiguée, pour avoir l'air plus jolie dans ma propre peau. En vieillissant, notre peau devient plus sèche. L'hydratation est la clé. Je ne vais nulle part sans un stick d'huile, car quand je parais sèche et déshydratée, je le suis probablement, alors je mets juste de l'huile. » Mon option petit budget, c'est le Lumi Glotion de L'Oréal.

Je m'y connais en enlumineurs. On m'a recommandé ceux de Westman Atelier et de Charlotte Tilbury, qui sont entièrement absorbés par la peau et ne laissent pas de fini gras. Bobbi Brown a aussi un excellent produit hydratant qui fait office d'enlumineur, le Miracle Balm.

Elle m'a précisé qu'elle ne portait jamais de fond de teint traditionnel. « Je porte uniquement celui que j'ai créé car il est plein d'actifs hydratants et me donne un coup de lift. J'ai toujours besoin de blush. Je pense qu'en vieillissant, le blush est notre meilleur ami, et je choisis directement une couleur rose vif. J'ajoute quelque chose par-dessus pour donner un peu de brillance, et si tout le reste disparaît, au moins j'ai ça. Je ne suis pas une personne à rouge à lèvres. Je ne m'aime pas en rouge à lèvres. Mais je maquille toujours mes yeux. Je veux que mes sourcils soient un peu plus marqués. Je veux du liner. Je veux du mascara noir. »

J'ai remarqué qu'elle porte également des lunettes élégantes. Tant de femmes que je connais commencent à porter des montures audacieuses à la cinquantaine, elles utilisent aussi les verres progressifs. Vous savez que vous êtes prête pour des verres progressifs – des verres qui intègrent plusieurs prescriptions pour les distances de près, intermédiaires et lointaines – si vous avez plus d'une paire de lunettes et que vous devez constamment en changer. Si vous mettez vos lunettes de lecture pour lire un menu, puis vos autres lunettes pour lire les spécialités sur le tableau, ou si vous avez du mal à lire le GPS de votre tableau de bord sans soulever vos lunettes de distance en conduisant, il est peut-être temps de passer aux verres progressifs. Certaines personnes détestent les verres progressifs, car il faut prendre le temps de s'y habituer. Mais une fois que vous y êtes habitué, ils vous sauvent la vie et vous rendent la vue de votre jeunesse.

J'aimerais que la société ne nous impose pas l'idée que les femmes doivent toujours essayer de paraître dix ans plus jeunes, alors que les hommes semblent plus intéressants, robustes et puissants en vieillissant. Je déteste ce message autant que l'idée des plages nudistes. Je fais ce que je peux pour le déconstruire, mais franchement, faites ce que vous avez à faire pour vous sentir mieux et jolie ! Je ne juge personne.

Une amie m'a dit qu'elle devenait obsédée par ses rides. Quand elle voit des photos d'elle, elle ne voit que les plis de son visage, alors elle essaie de se prendre en photo exclusivement d'en haut. J'ai d'autres amies qui sont très fières de leurs rides. Moi, je me situe quelque part entre les deux. Je me suis sentie tellement soulagée en parlant ouvertement du processus de vieillissement, mais cela ne signifie pas que je sois à l'abri des dangers de l'autocritique. Bien sûr, quand je suis à l'écran et qu'on attend de moi que je sois parfaite, je me mets beaucoup de pression. Je suis très consciente de l'éclairage et des angles de mon visage. Et tant que je ne suis pas convaincue que quelques bons ajustements chirurgicaux seraient mieux qu'un excellent éclairage et de bons angles, je fais des recherches sur la chirurgie esthétique, en continuant d'hésiter. Mais je ne dis jamais « jamais ». En réalité, certains jours, je suis presque sûre que je vais prendre rendez-vous avec mon dermato !

En général, je suis contente de pouvoir encore jouer une large gamme de personnages parce que mon visage est encore expressif. Dans *Feud : Les Trahisons de Truman Capote*, j'ai joué des rôles de femmes de tout âge, allant de quarante à soixante-trois ans. J'ai mon âge, et mon visage le reflète. Et ce que j'apporte à une histoire ou à un personnage le reflète également. J'ai vécu des deuils. J'ai vécu des pertes. J'ai vécu une rupture douloureuse, et j'ai ressenti tellement de honte d'avoir une famille brisée, même en sachant que mon ex et moi sommes tous deux dans des relations plus heureuses et en meilleure santé, et que nos enfants adorent les nouveaux membres de la famille. Je ressens encore parfois un sentiment d'échec.

Et donc, c'est le genre de femme que je vais jouer, une femme qui a fait des sacrifices et des choix difficiles. Je ne vais pas jouer quelqu'un qui tombe amoureux pour la première fois. Alors, pourquoi ne pas simplement accepter cela et l'assumer ? J'avoue que je suis encore ambivalente sur cette question – parfois pour, parfois contre. Essayer de fuir cela est une entreprise vouée à l'échec. J'espère simplement que la société pourra arriver à un stade où elle acceptera qu'une femme fasse son âge. Je compte sur les gens pour ajuster leur tolérance plutôt que de devoir remonter mes bajoues.

Ce qu'on devrait vraiment nous dire à propos de notre peau et de nos cheveux à la cinquantaine :

- Votre peau a un aspect différent à cinquante ans et à vingt ans en raison d'un ralentissement du renouvellement cellulaire. Nous pouvons utiliser des rétinoïdes ou des exfoliants pour encourager un renouvellement plus rapide, mais nous devons équilibrer cela avec une hydratation adéquate.
- Même si notre peau devient plus sèche à la ménopause, 25 % des femmes âgées de quarante à quarante-neuf ans souffrent d'acné.
- Votre routine de soin doit comprendre une crème solaire à base de zinc le matin et du Retin-A la nuit.
- Bien dormir et boire beaucoup d'eau contribuent à une peau en bonne santé.
- La raie des cheveux des femmes devient clairsemée avec l'âge, mais il existe des traitements et des poudres de la couleur de vos cheveux pour camoufler un cuir chevelu visible.
- Il est important de consulter un dermatologue qui comprend la ménopause. La sécheresse, en particulier, peut être aidée par les œstrogènes. La chirurgie esthétique semble proposer des pratiques moins invasives et plus efficaces au fil du temps.

Chapitre 10

RÉVEILLÉE À 3 HEURES DU MATIN

« Dormez plus ! » Tout le monde nous le dit, comme si c'était la solution à tous nos problèmes. Même moi, j'ai recommandé un meilleur sommeil tout au long de ces pages, jusqu'à l'excès. Le message : « dormez plus, buvez plus d'eau, faites plus d'exercice » peut devenir frustrant. *Je sais que c'est ce que je devrais faire !* J'ai envie de crier : *Mais comment ?*

Puis, en entrant dans la quarantaine, j'ai découvert que je ne pouvais plus dormir. En réalité, c'était comme si je n'avais jamais dormi de ma vie. Je ne me souvenais plus de la dernière fois où je ne m'étais pas réveillée à 3 heures du matin, et peut-être aussi à 1 heure et à 5 heures du matin, si j'avais réussi à m'endormir tout court. Mes enfants avaient deux et quatre ans. J'avais déjà traversé de nombreuses nuits blanches à me lever pour m'occuper des bébés. Mais à ce moment-là, les enfants dormaient au moins un peu. Pourquoi pas moi ?

On pourrait penser qu'on finirait par s'habituer au manque de sommeil, comme les gens dans les climats froids s'adaptent à la neige. Mais ce n'était pas le cas. J'étais, et je suis toujours, incapable de bien fonctionner sans sommeil. Je peux peut-être gérer une nuit, mais après deux, trois nuits d'affilée, je suis un vrai désastre, comme on dit au Royaume-Uni.

La Dr Suzanne Gilberg-Lenz a déclaré que c'est peut-être l'un des aspects les plus insidieux de la ménopause : « J'ai accouché des bébés pendant vingt-deux ans, donc je sais quel genre de personne je suis quand je ne dors pas. Il m'a fallu longtemps pour pouvoir dire à mes proches, à mes enfants, à mon partenaire : "Aujourd'hui n'est pas un bon jour. Je vais être une folle furieuse, et je n'aurai envie que de glucides. Donc restez loin de moi pour l'instant." Je rentrais juste du travail et je disais : "Je ne sais pas comment parler en ce moment." » Plus elle manquait de sommeil, plus elle avait du mal à être présente pour sa famille en fin de journée.

Mon amie Lisa m'a raconté que l'insomnie était le pire symptôme de la ménopause pour elle : « Le premier signe que quelque chose avait changé pour moi était lorsque mes réveils habituels à 3 heures du matin duraient jusqu'à l'aube. C'était comme si j'avais pris une énorme ligne de speed ; j'étais tellement énervée. Je traversais ensuite la journée tant bien que mal, pensant que c'était juste à cause du chagrin et du stress dans ma vie, car je m'occupais de préadolescents et d'une mère atteinte de démence.

Ce n'est que lorsque j'ai commencé à penser à divorcer de mon mari – que j'aimais et que j'aime toujours beaucoup – à cause de sa respiration bruyante et en réalité de CHAQUE MOT QUI SORTAIT DE SA BOUCHE, que j'ai réalisé que cela pouvait être plus qu'un simple stress. Je ne pensais toujours pas que cela pouvait être hormonal, car je n'en parlais pas beaucoup avec mes amies et j'avais encore mes règles, bien que légères.

Heureusement pour moi, j'ai appelé mon obstétricien et j'ai commencé à lui expliquer ce qui se passait. Il ne m'a même pas laissé finir de parler de mes problèmes de sommeil avant de dire : "Vous venez me voir lundi matin. Je ne suis plus obstétricien. Je suis en fait le président de la Société de la ménopause d'Australie."

BAM ! Toutes mes peurs à propos du cancer du sein se sont dissipées. Il m'a montré des données, m'a expliqué les bienfaits du THS pour la santé cardiaque, la densité osseuse et le sommeil, ainsi que les inconvénients d'ignorer tout cela et d'être "stoïque" comme nos pauvres mères qui, soyons honnêtes, ont souvent perdu non seulement leur esprit, mais aussi leur mariage et leurs amitiés. Heureusement, je n'étais pas sujette à la dépression, mais ma chère mère l'était, et la ménopause l'a fait sombrer. Je remercie Dieu d'avoir appelé mon médecin ce jour-là. »

Les médecins travailleront généralement avec vous pour trouver une combinaison d'hygiène du sommeil, de THS, de somnifères et d'autres traitements jusqu'à ce qu'une solution soit trouvée. Le médecin de Lisa l'a mise sous gel et comprimés de progestérone, et cela a fait toute la différence pour elle : « Du jour au lendemain, ma vie a changé – le sommeil est revenu, mon mari est soudainement devenu un respirateur silencieux, et mes amies ne m'agaçaient plus. » La progestérone, connue sous le nom d'« hormone relaxante », prise avant le coucher, aurait un effet sédatif.

Le traitement hormonal substitutif n'a pas complètement résolu mes problèmes de sommeil, bien que je pense que la progestérone m'a vraiment aidée. Peut-être qu'il n'y a tout simplement pas de retour possible vers le type de sommeil que nous avions quand nous étions jeunes. Comment est-il possible qu'à une époque, je pouvais m'endormir sur n'importe quel canapé, dormir toute la nuit et me réveiller parfaitement reposée, et que maintenant, les conditions doivent être parfaites, et même là, je me réveille plusieurs fois ?

Comme beaucoup de gens, j'ai découvert que suivre mon sommeil m'a aidée à le prioriser, de la même manière qu'un podomètre nous incite à marcher davantage. Pour suivre mon sommeil, j'utilise un appareil appelé l'Oura Ring (qui coûte environ 300 dollars[28] ; le Fitbit coûte moins de la moitié de cela et offre des fonctionnalités supplémentaires[29]). Porté au doigt ou au poignet, il suit vos données biométriques et vous indique combien d'heures de sommeil vous avez dormi, ainsi que sa qualité. J'ai trouvé que c'était une sorte de journal, me permettant de repérer des tendances et de voir où des changements pouvaient être nécessaires. (Tous les types de journalisation peuvent s'avérer utiles de cette façon, que ce soit pour suivre l'alimentation, l'humeur ou les symptômes.)

28. Entre 400 et 600 euros en France.
29. À partir de 100 euros.

Les médecins du sommeil à qui j'en ai parlé disent que les trackers de sommeil en font un peu trop en vous indiquant exactement combien de temps vous passez dans chaque phase du sommeil, mais je suis devenue accro à consulter mon rapport chaque matin. Selon ma bague, je dors entre six et sept heures et demie par nuit, et mon sommeil profond est généralement juste en dessous d'une heure et ne dépasse jamais une heure et quinze minutes. Le reste est un mélange de sommeil paradoxal et léger, avec beaucoup de réveils entre les deux.

J'ai appelé la Dr Suzie Bertisch, directrice clinique de la médecine comportementale du sommeil à l'hôpital Brigham and Women's et professeure adjointe de médecine à la Harvard Medical School, pour voir ce que je pouvais faire pour mieux dormir. Son expertise clinique est l'insomnie, bien qu'elle traite tous les troubles du sommeil.

« Mon intérêt pour l'insomnie pendant la ménopause s'est vraiment accru lorsque j'ai commencé à faire des recherches avec la Dr Hadine Joffe, m'a-t-elle dit. Elle est l'une des scientifiques les plus éminentes dans le domaine du sommeil à la ménopause. Dans l'étude de physiologie que nous faisions, j'étais chargée d'interviewer des femmes souffrant de ce que nous appelons “l'insomnie associée aux bouffées de chaleur” ou un trouble de l'insomnie qui a commencé ou s'est aggravé pendant la transition ménopausique. C'était une étude intensive portant sur environ quarante femmes, toutes étant à différentes étapes de la ménopause, et vingt-cinq d'entre elles souffraient d'insomnie liée à la ménopause. Quand je parlais avec ces femmes, je voyais régulièrement qu'elles n'avaient pas encore eu de traitement. De nombreuses femmes se souvenaient avoir été informées par leurs médecins que cela faisait simplement partie de cette phase naturelle de la vie, et qu'il n'y avait rien d'autre à faire. Haussez les épaules, serrez les dents et supportez-le. C'est ce qui m'a vraiment ouvert les yeux. J'ai réalisé le fossé entre ce que nous savons sur le traitement de l'insomnie et les informations que ces femmes recevaient. Nous avons des traitements pour aider les gens à mieux dormir ! »

Elle m'a expliqué que les problèmes de sommeil liés à la ménopause peuvent sembler difficiles à traiter parce qu'une partie du problème est probablement physique et peut être traité par des hormones ou d'autres traitements pharmacologiques pour les bouffées de chaleur. Mais il y a beaucoup d'autres problèmes qui ne relèvent pas du domaine médical et qui impactent le sommeil, comme les responsabilités envers les enfants ou les soins à des parents âgés. Suzie Bertisch appelle cela « un grand mélange de facteurs biologiques, sociaux et environnementaux qui se produisent malheureusement tous en même temps ». Les causes du mauvais sommeil, tout comme celles de la baisse de la libido, peuvent être une combinaison de facteurs physiques, émotionnels, mentaux et situationnels. « Cependant, malgré ces contraintes, nous avons des outils qui ont fait leurs preuves pour aider les femmes à mieux dormir », a-t-elle ajouté.

« Lorsque nous recevons une femme ménopausée ou en périménopause dans notre clinique, et que nous réfléchissons à la perturbation du sommeil, nous devons faire une évaluation complète. Quand les femmes atteignent la ménopause, leur risque d'apnée du sommeil augmente. Le syndrome des jambes sans repos également, ainsi que d'autres conditions qui impactent le sommeil, telles que les troubles de l'humeur. Ce sont toutes des choses qui peuvent provoquer un sommeil perturbé ou des symptômes d'insomnie. »

Elle recommande diverses stratégies comportementales et pratiques pour réinitialiser le cerveau et le préparer au sommeil, mais elle avertit que beaucoup de pratiques que l'on trouve sur Internet, souvent appelées « hygiène du sommeil », peuvent être nécessaires pour améliorer le sommeil, mais se sont révélées inefficaces comme traitement autonome pour les patients atteints d'insomnie.

Ses recommandations, telles qu'éviter la caféine en fin de journée et baisser la température de la pièce à 17-19 °C (lorsque c'est possible), ne sont qu'un point de départ pour promouvoir le sommeil chez les femmes ayant des problèmes d'insomnie à cet âge. Pour les patientes souffrant de problèmes persistants, les effets positifs de la thérapie comportementale et cognitive de l'insomnie (ou TCCI) sont prouvés. La TCCI est souvent mal interprétée comme une thérapie par la parole, mais elle cible à la fois les changements comportementaux et la thérapie cognitive spécifiquement axée sur le sommeil. Cela inclut une combinaison de stratégies visant à modifier les comportements pour réduire le temps passé au lit éveillée, établir des routines régulières et réduire les pensées qui empêchent le sommeil, sans négliger les techniques de relaxation. « Par exemple, explique-t-elle, dans la TCCI, nous incitons les patientes à prêter attention et à manipuler leur “envie de sommeil homéostatique”, ou leur “faim de sommeil”, ce qui signifie que plus nous restons éveillés, plus nous avons faim de sommeil. C'est ce que nous ressentons si nous restons éveillés bien après notre heure de coucher habituelle ; nous nous sentirons somnolents et il sera généralement plus facile de s'endormir. » Oui, elle recommande de se coucher plus tard. Elle dit aussi aux patients insomniaques que, si vous êtes au lit et que vous avez du mal à dormir, levez-vous et attendez d'être à nouveau somnolent pour ne pas entraîner votre cerveau à associer le lit à l'éveil.

Et bien sûr, il y a toujours des médicaments.

J'ai l'impression que presque tout le monde autour de moi prend quelque chose pour dormir. Le plus souvent, c'est une forme de benzodiazépine, comme l'anxiolytique Rivotril (clonazépam). Il a un effet sédatif et, bien qu'il puisse entraîner une dépendance ou une tolérance avec le temps, et qu'il puisse y avoir un risque accru de déclin cognitif ou de chutes, ça n'arrête pas les gens que je connais. Une autre catégorie comprend des médicaments qui agissent sur le même récepteur que les benzodiazépines, comme l'Ambien ou Stilnox (zolpidem), qui ont une demi-vie plus courte, mais comportent un avertissement de la FDA[30]. Parfois, surtout en combinaison avec de l'alcool (qui agit également sur le même récepteur), ils peuvent provoquer des comportements très étranges et dangereux.

J'ai vécu cela personnellement. Quand j'ai pris l'avion pour Milan pour un défilé de mode, je savais que je devais dormir toute la nuit, et le décalage horaire me rendait nerveuse. J'ai donc pris un Ambien ma première nuit à l'hôtel pour m'assurer que je dormirais huit heures et que j'aurais l'air à peu près présentable pour l'événement. Le lendemain, je me suis réveillée pour découvrir que j'avais mangé tout le contenu du minibar. Je n'en avais aucun souvenir, mais il y avait plein d'indices prouvant que je l'avais fait. Des emballages étaient partout. Et en regardant mon téléphone, j'ai trouvé plusieurs photos de moi en train de manger. Apparemment, la version d'Ambien de moi-même pensait que ce que je faisais était hilarant. Tout ce que je peux dire, c'est heureusement qu'Ambien-moi n'a rien publié sur Instagram. Autant dire que c'est la dernière fois que j'en ai pris. J'ai décidé que ça n'était pas pour moi.

Enfin, il y a les « antidépresseurs sédatifs », comme le trazodone. Et bien sûr, certaines personnes ne jurent que par le magnésium, la mélatonine ou les cannabinoïdes. J'essaie d'éviter d'avaler des somnifères autant que possible, mais en cas d'urgence, je les prends à court terme. Je commencerais par la mélatonine ou le Benadryl (un antihistaminique). Et si j'ai besoin de quelque chose de plus fort, je ferai durer une prescription de trente jours pendant deux ans complets.

La Dr Bertisch a déclaré : « La mélatonine est en réalité utile pour le décalage horaire. Lorsque vous voyagez vers

30. Et une mise en garde par l'Agence européenne du médicament et de l'ANSM en France.

l'est, vous pouvez la prendre à l'heure de coucher souhaitée dans le nouveau fuseau horaire. »

Attention, la mélatonine appartient à la catégorie des compléments alimentaires, qui ne sont pas réglementés aux États-Unis (ni en France), donc la dose peut varier d'un comprimé à l'autre. Mais la plupart des médecins à qui j'en ai parlé s'accordent à dire que parmi tous les compléments disponibles, la mélatonine est probablement l'un des plus sûrs.

« Certains de ces médicaments, comme les benzodiazépines, l'Ambien et le Lunesta (eszopiclone), ont été testés chez des femmes ménopausées et peuvent améliorer le sommeil, m'a dit la Dr Bertisch. Le Suvorexant (Belsomra), qui est une classe plus récente de médicaments, améliore également le sommeil chez les femmes souffrant d'insomnie due aux bouffées de chaleur. »

Bien sûr, comme pour tout médicament, il y a des effets secondaires. Les somnifères peuvent provoquer un déclin cognitif ou une dépendance. Mais il est bon de garder à l'esprit que ne pas assez dormir est aussi un facteur de risque en soi ! Tout comme avec le THS, vous devrez peut-être essayer plusieurs options avant de trouver la meilleure pour vous. « Le problème, c'est que beaucoup de médecins ne sont pas formés à la ménopause ou aux problèmes de sommeil, et ils sont censés fournir des réponses aux patientes, a ajouté Suzie Bertisch. La façon dont vous choisissez les médicaments dépend vraiment de chaque patient. Y a-t-il d'autres problèmes médicaux ? Quelles sont ses préférences ? Veut-il des médicaments ou pas du tout ? Une combinaison de traitements ? »

Et pourtant, il existe quelques remèdes sans risque que les médecins du sommeil suggèrent presque tous :

1. Établir une routine.

« Certaines personnes ont besoin de plus de sommeil que d'autres, mais tous les corps aiment les rythmes naturels et les habitudes de sommeil, poursuit la Dr Bertisch. Donc, se réveiller et se coucher à la même heure chaque jour. Lorsque nous ouvrons les yeux le matin et que la lumière naturelle nous atteint, c'est ce qui règle notre rythme pour les vingt-quatre prochaines heures. »

2. Se détendre.

Commencez le processus de sommeil plusieurs heures avant de vous coucher. De nombreux experts suggèrent de laisser passer une heure ou deux entre le dernier repas et le coucher, et éviter boisson alcoolisée ou exposition aux écrans. Tant de gens regardent leurs téléphones avant de se coucher, mais tous les médecins du sommeil s'accordent à dire que c'est mauvais. Suzie Bertisch m'a dit que si on prend un gros repas tard dans la journée et que l'on est sujet aux brûlures d'estomac, on dormira probablement moins bien à cause de l'inconfort.

3. Faire de l'exercice.

Nous le savons tous, mais c'est prouvé scientifiquement : si vous faites plus d'exercice pendant la journée, vous dormirez mieux.

4. Ne pas boire d'alcool.

J'aime parfois boire du vin au dîner, donc c'est le conseil que j'aime le moins, mais il est difficile de contredire la recherche. L'alcool peut nous aider à nous endormir, mais il nous réveille ensuite plus souvent pendant la nuit. Tant que l'alcool est dans votre organisme, il a un effet calmant, donc vous dormez profondément. Mais à mesure qu'il quitte votre corps, vous subissez ce que l'on appelle « l'éveil de rebond ». Cela signifie que vous pourriez vous réveiller ou faire des cauchemars.

Je sais que boire interférera avec mon sommeil et même ma mémoire, c'est pourquoi je ne bois pas d'alcool pendant les tournages. Mais quand je suis entre deux projets, ou le week-end, parfois je me dis : *Je vais prendre un verre de vin avec mes amis*, parce que ça fait du bien sur le moment.

La Dr Mary Claire Haver confirme ce que j'ai découvert moi-même : « Si vous buvez de l'alcool, vous pouvez choisir de ne pas dormir. Le sommeil est déjà perturbé par la ménopause. Même avec le THS, ce ne sera jamais pareil. »

J'ai constaté que si je bois plus d'un verre de vin, surtout tard dans la soirée, je fais consciemment le choix de sacrifier mon sommeil. Je me réveillerai à 3 heures du matin.

« Si vous ne dormez pas, votre mémoire en pâtira aussi, précise la Dr Haver. Et pour les symptômes de la ménopause qui proviennent du cerveau, comme le brouillard mental et l'anxiété, l'alcool semble exacerber la gravité de ces symptômes. De plus, l'alcool peut aggraver les bouffées de chaleur, et les bouffées de chaleur et la régulation de la température sont les plus susceptibles de perturber le sommeil d'une femme. Mais même sans bouffées de chaleur, le sommeil est perturbé. L'anxiété, les pensées qui tournent en boucle et les symptômes liés à la santé mentale la nuit peuvent rendre l'endormissement difficile. En outre, une femme se réveille en pleine nuit à cause de sa vessie. Si vous souffrez d'incontinence ou de vessie hyperactive et que ce n'est pas traité, vous devrez vous lever pour aller aux toilettes et ensuite lutter pour vous rendormir. »

De plus, l'alcool aggrave l'apnée du sommeil et peut augmenter les ronflements. L'alcool est aussi un diurétique, ce qui signifie qu'après avoir bu, vous aurez probablement besoin d'aller aux toilettes plus souvent que d'habitude. Si le sommeil est un problème, il vaut la peine de réfléchir à l'idée de faire une pause dans la consommation d'alcool, ou du moins de s'assurer de s'arrêter de boire quelques heures avant le coucher.

En conclusion, si vous n'arrivez pas à dormir, vous êtes loin d'être la seule, et vous devez y remédier et en faire votre priorité. Je sais que ce n'est pas facile, surtout lorsque vous êtes irritable à cause du manque de sommeil ! Les médecins qui s'y connaissent en ménopause devraient travailler avec vous pour trouver une solution. Comme l'a dit la Dr Bertisch : « Nous avons des solutions pour aider les gens à mieux dormir ! »

Ce qu'on devrait vraiment nous conseiller pour mieux dormir :

- Vous pouvez utiliser une Oura Ring, un Fitbit ou une montre connectée pour suivre votre sommeil.
- Il existe de nombreux médicaments pour aider à dormir, chacun avec ses avantages et inconvénients. La mélatonine est recommandée pour le décalage horaire.
- Une bonne hygiène du sommeil inclut l'arrêt des écrans, le dernier repas deux heures avant le coucher et l'arrêt de la consommation d'alcool au moins une heure avant.
- Tout exercice physique vous aidera à mieux dormir la nuit.
- Adoptez une routine qui a du sens pour vous.
- Laissez entrer la lumière naturelle dans votre chambre pour aider votre corps à se réveiller naturellement.

Chapitre 11

CONFESSIONS D'UNE GARDE-ROBE

« Ma décision d'arrêter de me teindre les cheveux a perturbé mes patientes, a déclaré la Dr Suzanne Gilberg-Lenz. Je ne plaisante pas. Elles m'ont dit : "Vous êtes sûre que vous allez bien ?" Ou bien "Vous pourriez faire des mèches." Je leur ai toujours répondu : "J'ai cinquante-trois ans. Je suis bien consciente qu'il est possible de ne pas avoir de cheveux gris, mais j'ai décidé de le faire. Je réalise que, pour vous, cela peut sembler étrange." Mes patientes qui avaient mon âge se sentaient vieilles en voyant mes cheveux gris. »

Et pourtant, de nombreuses femmes, ayant vu leur routine capillaire bouleversée par le Covid, ont laissé leurs cheveux devenir gris pendant le confinement et ont fini par adorer cela. Se teindre les cheveux coûte du temps et de l'argent, et une fois que vous prenez conscience que ce n'est pas nécessaire, il devient plus difficile de revenir en arrière.

Je vois beaucoup de femmes de mon âge repenser la façon dont elles se présentent au monde, que ce soit à travers leurs cheveux, leur maquillage ou leurs vêtements.

« La seule façon de maintenir un style personnel à mesure que nous vieillissons est d'accepter que nous vieillissions et que nos corps changent, m'a dit la styliste Stacy London. Le style n'est pas statique. Il doit évoluer comme nous ou nous restons coincées dans l'idée que la personne que nous étions est la seule version de nous-mêmes. Le style personnel est personnel s'il reflète ce que vous êtes aujourd'hui. Cela signifie que les choses doivent et vont changer ! »

Par exemple, vous pourriez avoir besoin d'une nouvelle palette de couleurs pour mieux correspondre aux changements de vos cheveux ou de votre peau.

« Ce n'est pas seulement votre corps qui change ; votre goût et votre perception changeront également, m'a dit Stacy.

Un style qui était autrefois la pierre angulaire de votre look peut ne plus vous sembler agréable ou même attrayant. Ce n'est pas une question de deuil de votre jeunesse. Il s'agit d'être dans votre âge et avec la possibilité d'un nouveau style. Essayez d'aborder cette évolution avec émerveillement et curiosité plutôt qu'avec tristesse. Tout dans le style personnel doit être orienté vers votre bonheur et votre confort à tout âge. »

Moi, si je porte un bikini, ce n'est pas un string. Je m'assure qu'il soit taille haute, couvrant mon nombril. Et j'ai aussi commencé à cacher mes cuisses après qu'un entraîneur avec qui je travaillais avait écrit dans son livre que j'étais « bien en chair ». Cela m'a marquée !

Il n'y a pas de règles universelles. Nous devrions porter ce que nous voulons, surtout à cet âge. Je connais une femme qui pensait qu'elle devait arrêter de porter de l'imprimé léopard, tandis qu'une autre a décidé qu'elle devait pimenter son style et a commencé à en porter. Une femme dans la cinquantaine m'a dit : « Je ne crois pas à cette idée selon laquelle il faut s'habiller et se couper les cheveux en fonction de son âge. À ce stade, pour qui exactement suis-je censée m'habiller à part pour moi ? »

Ma styliste, Jeanann Williams, avance que les femmes plus âgées veulent souvent arrêter de montrer leur ventre, mais elle affirme également que ce que nous aimons de nos corps devrait devenir notre priorité, même s'il s'agit de notre tour de taille : « Je dis souvent : si vous avez de belles jambes ou un décolleté impressionnant, mettez-les en avant tant qu'ils tiennent la route ! »

Certaines de mes amies se plaignent de leur corps qui change : « Les réseaux sociaux semblent sentir mon désespoir à travers les écrans et continuent de me proposer des publicités pour le Pilates contre le "ventre de la ménopause". »

Personnellement, je suis contente de ne pas avoir à contrôler mes propres coudes, je porterai toutes les manches que je veux et si vous avez besoin de détourner le regard, c'est votre problème.

Les rubriques de conseils de mode mettent souvent en avant des femmes ménopausées confrontées au « ventre arrondi » ou à l'élargissement de leur silhouette, ainsi qu'à une tendance à avoir trop chaud. Vanessa Friedman, critique au *New York Times*, a écrit dans sa chronique sur l'habillement à l'âge mûr que, en plus de jouer sur les superpositions, il est judicieux de porter des vêtements séparés et des tissus respirants « comme le coton, le lin et le bambou[31] ». (Ma mère porte des caftans fabuleux en lin texturé ou avec des imprimés fantastiques depuis des années ; ils me remontent toujours le moral. En jouant le rôle de *Babe Paley*, j'ai pu me pavaner dans des modèles soyeux. Je suis définitivement prête pour ma période muumuu[32].)

Quelques exemples de superposition : « Un col rond sur une chemise avec un blazer structuré et une écharpe, associé à un jean (taille haute ou basse, selon votre zone de confort) donne un look raffiné, et vous pouvez ajouter ou retirer des pièces à volonté. Si vous n'aimez plus vos bras, enfilez un haut à manches longues ou un body sous vos hauts sans manches. Des vestes bien ajustées couvrent toutes les formes au niveau de l'estomac que vous pourriez avoir. Pourquoi pensez-vous que les hommes les portent depuis si longtemps ? »

Vanessa Friedman note également qu'il est utile de disposer d'un tailleur à un prix raisonnable qui peut ajuster vos vêtements, et d'ignorer les tailles et d'essayer beaucoup de choses. Les tailles varient tellement selon les marques – vous pouvez être un 38 dans un magasin et un 42 dans un autre – qu'elles n'ont plus aucune importance.

Enfin, elle dit que l'œil est attiré par les choses les plus colorées et étincelantes, donc si vous voulez détourner

---

31. Vanessa Friedman, "How Do I Dress for My Menopause Belly and Mood?" *New York Times*, 2024, 19 Février.
32. Robe ample traditionnelle d'Hawaï.

l'attention de votre ventre, si c'est ce qui vous gêne, vous pouvez essayer un haut perlé, une écharpe colorée ou des bijoux tape-à-l'œil.

Au moins, la pression pour porter des talons hauts semble être passée. Après la pandémie, il est devenu difficile d'échanger nos pantoufles et nos baskets contre des escarpins. Il existe de nombreuses chaussures plates élégantes. J'adore la tendance des femmes qui portent des costumes avec des baskets lors d'événements formels.

Le mot-clé que j'ai entendu encore et encore en parlant de mode avec des femmes ménopausées était « libération ».

« Je pense que ce qui a changé dans mon approche de la mode, c'est que je suis moins intéressée par les tendances et moins intéressée par l'achat de beaucoup de vêtements, m'a confié Stacy London. J'achète ce qui me convient, pas ce qui est à la mode sur les podiums. J'achète moins de pièces, mais de meilleure qualité, que je sais pouvoir intégrer à ma garde-robe pour plusieurs saisons, pas seulement une seule. Je m'assure toujours que, si j'achète une tenue, elle s'accorde déjà avec au moins deux ou trois autres éléments de mon placard.

Si je ne suis pas sûre, je préfère acheter des tenues complètes plutôt que des pièces séparées afin de toujours savoir que j'ai quelque chose qui fonctionne immédiatement, plutôt que d'essayer de le styliser plus tard. Bien sûr, je peux toujours mixer et assortir des pièces à la maison. Mais pensez à cette pièce que vous avez achetée seule et que vous n'avez jamais su avec quoi la porter (peut-être que vous en avez plus d'une !). Ne laissez pas les pièces solitaires traîner. Trouvez celles qui vous permettent de créer des tenues complètes avec ce que vous possédez déjà. Vous passerez moins de temps à vous demander quoi porter !

Enfin, tout ce que j'achète doit répondre à au moins un de ces deux critères, et idéalement les deux : être utile et me procurer du bien-être. Si cela ne répond à aucun de ces critères, je laisse tomber. »

Stacy a également partagé cette bonne nouvelle :

« Croyez-le ou non, je pense que l'industrie de la mode commence à prêter attention aux femmes d'âge mûr et au-delà. Comme dans l'industrie des grandes tailles, nous devons nous débarrasser de nombreux préjugés culturels autour de l'âgisme et prouver qu'il existe un marché pour ces vêtements. Il y a beaucoup de femmes qui ne veulent pas ressembler à leurs filles et qui veulent encore se sentir au top, chics et sexy comme jamais. Même en vieillissant, même avec les changements de notre corps, se sentir bien dans sa peau n'est pas un privilège, c'est un droit. De plus en plus de marques (certaines anciennes et d'autres nouvelles !) s'y intéressent, et cela va changer la donne. »

Ce qu'on devrait vraiment nous dire sur la mode en vieillissant :

- Les cheveux gris peuvent être très élégants et très stylés !
- Il n'y a pas de « zones problématiques ». C'est juste votre corps. Mettez en avant ce que vous aimez de lui ! Cachez avec style ce que vous n'aimez pas.
- Il n'y a pas de règles sur la façon de s'habiller à tel ou tel âge. Les vêtements doivent être synonymes de bien-être et d'expression personnelle, pas d'une tentative d'être « appropriée pour son âge ».
- Les tailles varient énormément selon les marques. Trouver une couturière abordable peut être un énorme atout.

La liste de shopping de Stacy London :

- Jeans dans différentes coupes : jambe large, bootcut, flare, skinny, taille basse, taille haute : ils fonctionnent tous.
- Pantalons en cuir (ou en cuir végétal). (Un mot sur le cuir végétal : il n'est pas toujours de bonne qualité. Si vous ne voulez pas porter de cuir, assurez-vous que ce que vous achetez ne fondra pas sur un siège chauffant.)
- Cols ronds bien ajustés.
- Un col roulé large, un cardigan et un pull col V. (Surtout en cachemire.)
- Une chemise en soie ou en coton blanc.
- Un costume bien ajusté, idéalement un trois-pièces avec un gilet ou une option jupe.
- Un bon manteau (j'adore un manteau qui fait sensation).

Chapitre 12

MENOBOSS

J'ai toujours été capable d'un fort sentiment de résilience et j'ai été plutôt douée pour ne pas laisser la peur s'emparer de moi. Mes amis et moi remarquons souvent que de bonnes choses se produisent lorsque nous prenons des risques pour nous-mêmes. Parfois, je repense aux choix que j'ai faits au début de ma carrière et je me dis : « Waouh, c'était audacieux ! » Pourtant, sur le moment, ça n'avait pas forcément de sens. Chaque femme que je connais a un parcours sinueux, depuis le moment où elle a commencé jusqu'à celui où elle se trouve maintenant. Voici le mien :

Après avoir abandonné mes rêves d'adolescente de devenir actrice, j'ai commencé ma carrière dans la mode à dix-neuf ans, en travaillant avec ma mère, costumière, comme assistante en garde-robe pour des films et des émissions de télévision. Puis j'ai décroché un emploi de styliste dans un grand magasin appelé Grace Bros, où je m'efforçais de rendre des vêtements ennuyeux plus sexy. Cela consistait à me demander : « Quel est le concept ? Où pourrait-on photographier cela ? Qui devrait être embauché pour faire la séance photo ? Qui seraient les mannequins, le photographe ? »

J'ai ensuite travaillé pour le magazine *Followme*, du même genre que *Vogue* et *Harper's Bazaar*. Je suis devenue assistante de la rédactrice en chef mode. Environ un an plus tard, j'ai été recrutée pour devenir la rédactrice en chef mode d'un autre magazine.

Je travaillais là quand un ami m'a appelée et m'a demandé : « Est-ce que tu pourrais faire cet atelier de théâtre ce week-end ? Fais-le juste pour me rendre service. » J'ai répondu : « Non, je ne fais plus l'actrice. J'ai arrêté. » Puis il a insisté : « On manque vraiment de femmes. Le ratio est déséquilibré, et ce n'est que pour un week-end ! S'il te plaît ! »

Mon copain était parti à l'époque. Finalement, je me suis dit : *D'accord, oui, très bien, je vais le faire.* Et à la fin du week-end, le professeur et tous les autres acteurs m'ont dit : « Tu vis dans le mensonge. C'est ton rêve, c'est tellement évident. Tu es si douée. Il faut que tu te lances. »

Ce fut un week-end déterminant. J'ai pensé : *Peut-être qu'ils ont raison ? C'était vraiment amusant.* Puis, lundi matin, je suis allée voir mon patron et je lui ai dit : « Je pars parce que je veux être actrice. » Il a dit : « Ah. Tu peux toujours être actrice le week-end. Ne démissionne pas quand même. Ne sois pas ridicule. Tu es au début de ta carrière, tu as un travail fantastique, un super salaire. Tu es sur la bonne voie. Ne jette pas tout ça. »

« Non, je suis désolée, ai-je répondu. Je suis sérieuse. Je vais rester encore un mois. Je formerai quelqu'un, mais c'est ce que je veux faire. » Il m'a regardée comme si j'étais folle. Et quelques semaines plus tard, je suis allée à un casting pour le film *Flirting* et j'ai décroché le rôle. Et c'est ainsi que tout a commencé. D'abord j'ai travaillé comme actrice. Mais je me demande où je serais aujourd'hui si je n'avais pas dit oui à cet ami. La leçon que j'en tire est que, comme on dit, il vaut mieux être au bas de l'échelle que vous voulez gravir plutôt qu'à mi-chemin d'une échelle que vous ne voulez pas monter.

Venir en Amérique a également été un geste très audacieux. Je n'avais que 2 000 dollars en poche et un seul numéro de téléphone, celui d'une amie de ma mère. Je connaissais Nicole Kidman, mais nous n'étions pas encore vraiment des amies proches. Nous avions travaillé ensemble sur *Flirting*, et nous nous connaissions vaguement depuis l'Australie. Nous sommes devenues beaucoup plus proches après mon emménagement ici. Elle est devenue ma boussole. Et avec le temps, mon cercle s'est élargi.

Le fait est que j'étais courageuse à l'époque. Aujourd'hui je peux être courageuse quand il s'agit de prendre des risques dans ma vie. Nous avons pris des risques quand nous étions plus jeunes, alors que nous en savions tellement moins, n'est-ce pas ? Le milieu de la vie peut être le bon moment pour parier à nouveau sur nous-mêmes.

Ces derniers temps, je vois des femmes autour de moi réfléchir à leur carrière, se poser des questions sur leur parcours et se demander ce qui va advenir.

Lorsque j'ai parlé à des femmes de ce que signifie travailler quand on est ménopausée, j'ai entendu des réponses très variées. Certaines s'épanouissent. Elles ont été dans le métier assez longtemps pour connaître leur valeur et leur pouvoir tout en étant encore assez jeunes pour avoir l'énergie de continuer.

« À la quarantaine, les hommes achètent des motos ou des voitures rapides, et les femmes passent leur doctorat, m'a dit mon amie Mariella Frostrup quand je l'ai appelée pour lui demander son avis. Beaucoup d'hommes semblent ralentir légèrement à cet âge, et ils envisagent la retraite et se mettent au golf. Les femmes, pour leur part, semblent devenir tellement plus motivées, ambitieuses et concentrées, car notre taux d'ocytocine diminue, nous perdons cet amour pour les tout-petits, et nos enfants quittent la maison. Et c'est une opportunité. Alors que les hommes ralentissent et vont sur le terrain de golf, nous, nous sommes prêtes à prendre les rênes ! »

J'ai plusieurs amies qui se sont senties libérées par le départ de leurs enfants. Elles ont soudainement eu beaucoup plus d'énergie pour se concentrer sur leur travail et ont atteint le sommet de leur carrière lorsque leurs enfants étaient à l'université ou plus tard. C'est un véritable phénomène, et nous devrions en parler davantage, plutôt que de simplement nous concentrer sur le fait de combien nos enfants nous manquent quand ils quittent la maison (même si cela est aussi vrai !).

Mon amie Sophie m'a récemment confié :

« Les mères parmi nous ne cesseront jamais de s'inquiéter ou de prendre soin des enfants, mais les années de leur éducation, marquées par la "culpabilité maternelle", devraient enfin être mises de côté. La meilleure mère d'âge moyen est sûrement celle qui tente de lâcher prise – qui fait confiance à ses enfants, sachant que le travail principal est déjà fait. Elle a gagné la confiance nécessaire pour conseiller ce qui reste à parcourir, et, espérons-le, avec un certain sens de l'humour. »

Elle m'a envoyé cette citation de Khalil Gibran :

« Vos enfants ne sont pas vos enfants. Ils sont les fils et les filles du désir de la Vie pour elle-même. Ils viennent à travers vous, mais non de vous, et bien qu'ils soient avec vous, ils ne vous appartiennent pas. »

Dans cette phase de sa vie, Mariella Frostrup a passé les dix dernières années à militer pour une meilleure reconnaissance, un meilleur soutien et une meilleure éducation sur la ménopause, ayant réalisé un documentaire pour la BBC, coécrit un livre intitulé *Cracking the Menopause*[33], et présidé le groupe de défense Menopause Mandate. Ce type de travail de plaidoyer, comme celui de Mariella, contribue à faire avancer le dialogue sur tous les aspects de cette transition, notamment en ce qui concerne la vie professionnelle. Elle est également devenue une véritable amie et camarade dans notre engagement en faveur du changement pour les femmes.

Beaucoup de femmes que je connais avaient des carrières florissantes jusqu'à ce qu'elles deviennent mères et se retrouvent à lutter pour tout équilibrer.

« Cette blague sur le fait d'avoir tout en même temps devient franchement usée, m'a confié Mariella, quand on regarde l'impact économique de la maternité sur les femmes. Douze ans après avoir eu votre premier enfant, vous êtes susceptible de gagner 33 % de moins qu'un homme de la

33. Non traduit en français.

même génération qui faisait la même chose que vous avant que vous ayez votre enfant. Au moment où vous arriverez à la retraite, vous percevrez entre 15 et 40 % de moins que votre collègue masculin. »

Bien sûr, beaucoup de femmes quittent le monde professionnel pour s'occuper des enfants ou de parents vieillissants. Cela peut nous mettre dans une situation difficile lorsque nous revenons sur le marché du travail, surtout si nous avons de lourds symptômes de ménopause. Entourées de personnes plus jeunes que nous, nous pouvons avoir du mal à retrouver notre confiance.

« Si vous décidez de prendre trois ans de pause professionnelle pour faire quelque chose dans la sphère privée, cela aura un impact sur vos compétences, a déclaré Mariella. Cela aura un impact sur ce que vous avez à offrir. Les choses changent très vite. Mais je pense que pour les femmes qui réintègrent le monde du travail, en particulier à la quarantaine, il y a une prise de conscience croissante qu'elles apportent des compétences qu'elles n'auraient pas eues auparavant.

Et si vous comparez ce qu'une femme de vingt-cinq ou même de trente ans a à offrir en termes d'expérience et de manière de se comporter dans le monde professionnel, on réalise de plus en plus que nous avons besoin d'un équilibre entre l'expérience des personnes plus âgées et l'enthousiasme des jeunes. Ce n'est qu'en abordant régulièrement ces questions que la société pourra évoluer. Et cela ne se fera pas du jour au lendemain, et cela ne se fera pas sans les femmes. »

Travailler avec des gens qui partagent vos valeurs rend tout tellement plus facile. Je crois que le cinéma est avant tout un médium de réalisateur, donc j'ai toujours fait de mon mieux pour trouver des réalisateurs en qui j'ai confiance et me mettre entre leurs mains capables. Bien sûr, c'est une expérience collaborative, mais le réalisateur est le principal narrateur. En tant qu'actrice, vous devez vous abandonner autant que possible à son point de vue. Vous n'avez pas toujours ce luxe, lorsque les grands réalisateurs ne vous appellent pas tout le temps, évidemment – ce qui a été mon expérience pendant des années. Peut-être est-ce parce que j'ai eu quelques échecs en cours de route. Plus qu'une poignée !

Le fait est que faire un film ou une série qui fonctionne à tous les niveaux est rare et extrêmement difficile. La plupart échouent. Et quand vous avez travaillé dans cette industrie aussi longtemps que moi, vous savez que c'est un parcours fait de hauts et de bas. Vous êtes tendance, puis, un jour, vous ne l'êtes plus. C'est le cycle. Nous sommes tous comme des cigales qui passent la plupart du temps sous terre et qui, à l'occasion, peuvent sortir et s'amuser. Il n'y a pas lieu de devenir amer ou frustré à cause de cela. On doit juste continuer.

Il faut simplement continuer. C'est pourquoi je cherche toujours de grandes histoires de femmes qui m'excitent. Qui sont-elles ? Que font-elles ? Quelles transformations émotionnelles traversent-elles ? Que peuvent-elles m'apprendre ? Comment vont-elles m'aider à grandir ?

Quand j'ai commencé en tant qu'actrice, on m'avait prévenue d'éviter de jouer des rôles de mère, et surtout de ne pas en jouer trop souvent, car cela mettrait en péril mes chances de jouer à nouveau des rôles d'ingénue. Mais cela ne me posait aucun problème. Mon approche était : « Je veux travailler. Je veux raconter des histoires. J'adore qu'il y ait des opportunités disponibles. »

Puis, en 2001, est venu le film de David Lynch *Mulholland Drive*, que je considère comme mon tremplin. Je parle toujours de ma carrière d'actrice en deux parties : avant ce film et après. Eh bien, ce n'était pas vraiment une carrière avant cela. J'étais plus une actrice « artisanale », et cela me convenait. Je me disais que si je pouvais poursuivre, ne serait-ce qu'avec un rôle par an, et payer mon loyer, je serais heureuse. Et je l'aurais été.

Mais *Mulholland Drive* a changé les choses pour moi. Je ne m'étais jamais envisagée comme une femme fatale. Mais David Lynch me voyait comme sa propre version de cela – ou peut-être plus comme une fille de bonne famille sur le point de faire une crise de nerfs, qui vivait un éveil sexuel. De là, je suis passée à *The Ring*, où je jouais la mère d'un enfant de dix ans. Et puis, à la fin de ma quarantaine, je me suis retrouvée dans la série télévisée *Gypsy*. C'est là que j'ai rencontré Billy et que j'ai joué cette thérapeute curieuse sexuellement. On ne sait jamais où on va finir en suivant ses instincts et en prenant des risques.

Parler publiquement de mon expérience de la ménopause a été un autre grand risque professionnel. Mais je sens que j'ai pris les devants. En disant ce que les autres pensent avant qu'ils ne le disent, cela m'a permis de faire de ma vulnérabilité ma force. Depuis que je parle de ce sujet, j'ai eu des rôles magnifiques, notamment dans *Feud : Les Trahisons de Truman Capote* et dans *The Friend*.

Le fait de choisir des actrices plus jeunes pour des rôles plus âgés peut avoir des conséquences imprévues. Dans la série *Divergente*, j'ai joué la mère de Theo James. Pendant le tournage, il a eu un anniversaire. Je n'avais pas réalisé à quel point nous étions proches en âge jusqu'à ce qu'il ait un gâteau sur le plateau avec trente bougies. Gloups. Si je fais bien le calcul, j'avais à peine seize ans de plus que lui. Il m'a ensuite dit dans une interview : « C'était intéressant, car elle joue ma mère, mais elle est plutôt canon. J'ai dû passer outre. » (Eh oui, quand j'ai lu cette interview, j'ai rougi jusqu'aux oreilles.) Donc, c'est une autre raison d'éviter de choisir des actrices pour jouer des rôles beaucoup plus âgés qu'elles : pour éviter d'avoir une chimie « intéressante » mère-fils.

Je sais que mon histoire de carrière est particulière, car c'est un métier étrange que peu de gens exercent, mais je pense qu'il existe des versions de ce genre de rebondissements dans tous les secteurs. Et je crois que, quel que soit notre travail, les mêmes principes s'appliquent – faites confiance à vos instincts et prenez des risques.

Environ 75 % des femmes âgées de quarante-cinq à cinquante-cinq ans travaillent[34]. Cela représente beaucoup de femmes qui gèrent leurs corps vieillissants et des vies complexes à l'âge mûr dans le milieu professionnel. Comment pouvons-nous nous soutenir, prendre les risques nécessaires et montrer au monde de quoi nous sommes capables ? C'est dans notre intérêt et dans celui de nos employeurs que nos lieux de travail deviennent plus adaptés à la ménopause, et heureusement, des choses comme la flexibilité des horaires, le télétravail et les congés parentaux partagés deviennent de plus en plus courantes. Alors que le Royaume-Uni était en avance depuis longtemps, il semble que les États-Unis commencent enfin à rattraper leur retard.

Une des histoires les plus mémorables que j'ai entendues sur la ménopause en milieu professionnel vient de la journaliste Tamsen Fadal. Elle a travaillé aux actualités locales pendant trente ans. Un vendredi soir, environ trois minutes avant la fin d'une pause publicitaire, son cœur a commencé à s'emballer. Elle avait eu quelques épisodes de brouillard mental, mais elle les avait mis sur le compte du stress. Cette fois, cependant, c'était cela plus une panique aveugle. Elle pensait qu'elle allait vomir. Elle a dit aux hommes dans le studio : « Si je m'évanouis, rattrapez-moi. »

« Le présentateur sportif m'a regardée et m'a dit : "Je pense que tu devrais quitter le plateau." Je n'avais jamais quitté un plateau en direct en trente ans de travail à la télévision. Il m'a aidée à sortir. Je suis allée aux toilettes. Je me suis allongée par terre et j'ai fermé tout mon corps. » Son coprésentateur a terminé l'émission seul.

34. "Labor Force Participation Rate for Women Highest in the District of Columbia in 2022," *U.S. Bureau of Labor Statistics*, 2023, 7 Mars.

Elle dormait très peu depuis longtemps, et cela n'avait jamais posé de problème. Mais quelque chose avait changé. Et à partir de ce soir-là, elle a été hantée par le doute de soi : Quand est-ce que cela va se reproduire ? C'était toujours la même peur. C'est là qu'elle a commencé à s'intéresser sérieusement à sa santé. Elle a pris rendez-vous avec son médecin. Elle a passé toutes sortes de tests, et le médecin a ajouté une petite note dans son dossier médical disant : « Ménopause. Des questions ? » C'était tout.

Bien sûr qu'elle avait des questions, mais elles sont restées sans réponse pendant longtemps. Le médecin lui a répondu : « Il y a probablement des solutions, mais la plupart des femmes s'en sortent simplement. Cela durera quelques années. »

Il fallait donc souffrir pendant quelques années. Risquer de se figer en direct à l'antenne.

Finalement, elle a trouvé un nouveau médecin qui lui a déclaré : « Vous vous faites du mal en ne prenant pas d'hormones. Vos bouffées de chaleur sont des signes de quelque chose. Ce brouillard mental est le signe de quelque chose. Vous devez traiter ces problèmes, non seulement pour votre confort, pour ne pas souffrir, mais aussi pour votre santé à long terme. »

Après avoir commencé une hormonothérapie, elle s'est sentie à nouveau elle-même, et elle n'avait plus peur de faire une crise au travail. Mais cette expérience l'avait mise sur une nouvelle voie, et elle a compris qu'elle était à un carrefour significatif ; il y avait encore beaucoup de choses qu'elle voulait accomplir dans sa vie.

Je trouve Tamsen tellement inspirante. La peur de l'échec est un fardeau toxique à porter, et pourtant, c'est ce que beaucoup de femmes font. Mais Tamsen n'a pas laissé sa peur l'empêcher d'essayer de nouvelles choses. Elle a quitté le poste qu'elle occupait depuis quinze ans, écrit des livres, produit des documentaires, et elle se connecte avec d'autres femmes sur le sujet de la ménopause. Et elle fait tout cela selon ses propres termes.

Bobbi Brown, qui a lancé une nouvelle entreprise à la soixantaine, m'a dit : « Je pense que tout est possible. Je suppose que je n'ai pas peur, parce que si quelque chose ne fonctionne pas, je ne le considère pas comme un échec. Je me dis, d'accord, cela n'a pas marché. Laisse-moi essayer autre chose. Et j'ai aussi compris que si quelque chose ne fonctionne pas, au lieu d'être frustrée, vous pouvez simplement prendre du recul et dire : "D'accord, qu'est-ce que j'aurais pu faire différemment ?" »

Selon la psychologue sociale Carol Tavris, la manière de naviguer dans le monde du travail à ce stade de la vie est la suivante : « Tout d'abord, débarrassez-vous de la liste des obligations, ou ce que le thérapeute rationnel émotif Albert Ellis appelait "l'obligationisme". Je dois faire ceci, et je dois faire cela. Je dois faire autre chose. »

La pression qui pèse sur les femmes pour qu'elles soient tout pour tout le monde peut être accablante, et la ménopause ajoute une couche supplémentaire de stress. Les femmes qui ont quitté le monde du travail pour s'occuper de leurs enfants peuvent avoir l'impression que c'est une blague cruelle que, juste au moment où elles sont prêtes à revenir sur le marché du travail, elles doivent gérer les symptômes de la ménopause, alors qu'elles ont besoin de disposer de toute leur confiance en elles.

Quoi qu'il en soit, tout ce qui peut nous aider à regagner notre confiance en nous, je le soutiens ! À ce stade de notre vie, nous avons déjà échoué de nombreuses fois. Donc nous savons comment rebondir, même si c'est difficile. Il peut être utile de se rappeler comment nous avons déjà surmonté des épreuves dans le passé.

Je me sens plus prête à prendre des risques aujourd'hui que je ne l'ai jamais été. Par exemple, écrire ce livre m'expose terriblement ! Je déteste parler en public, et maintenant je m'engage dans une tournée promotionnelle pour la publication. (Heureusement, j'ai découvert un petit bêta-bloquant qui peut aider.)

Chaque fois que je ressens le syndrome de l'imposteur – et je le ressens encore, non seulement quand je suis certaine de dépasser mes compétences dans différents domaines, mais même dans mon propre domaine, malgré mes nombreuses années d'expérience –, je me souviens d'une époque où j'ai failli tout abandonner.

J'avais atteint un point mort dans ma carrière. J'avais eu une poignée de rôles que je pensais faire un excellent portfolio. Et pourtant, je n'obtenais rien. Finalement, je suis allée voir mon agent et je lui ai dit : « Pourquoi est-ce que je n'arrive pas à trouver du travail ? »

« Veux-tu vraiment savoir ? m'a-t-elle demandé. Tu veux la réponse honnête ? »

J'ai acquiescé.

« Tu es trop intense. Tu mets les gens mal à l'aise avec ta nervosité. Ils ressentent cette énergie et tu ne deviens alors ni drôle, ni sexy, ni dynamique. »

Aïe, aïe, aïe !

Je suis rentrée chez moi, où j'avais deux mois de retard sur mon loyer. Ma mère habitait chez moi à l'époque.

En lui racontant ma journée, je me suis effondrée dans ses bras.

« Ce n'est pas vrai, m'a dit ma mère. Peu importe ce que tu dégages, tu n'es pas ces choses qu'ils voient. Tu es assez bien telle que tu es. Bien sûr que tu es nerveuse – tu as subi cinq ans de rejets consécutifs ! Et tu essaies de te reformer selon ce que tu penses qu'ils veulent. Il faut juste que tu te rappelles qui tu es, et finalement, tu seras la bonne personne qu'ils recherchent. »

Ce fut un moment charnière. J'ai dû arrêter de me diluer et de me remodeler pour correspondre à ce que j'imaginais qu'ils voulaient.

Je pense à cette conversation à chaque fois que je me sens peu sûre de moi. Je me rappelle ce que j'ai accompli et qui je suis et pourquoi je suis là. Je me rappelle qu'il est important de me mettre au défi de faire des choses qui, je pense, seront bénéfiques aux autres d'une manière ou d'une autre, même si ces choses me remplissent d'anxiété. Et j'ai constaté que lorsque j'agis en accord avec mes valeurs, je ne le regrette jamais.

Assumer ses vulnérabilités conduit toujours à un résultat plus puissant. Nos expériences de vie sont significatives et ont une grande valeur dans les milieux professionnels. De nombreux experts sur la vie à la cinquantaine disent qu'il est essentiel de trouver ce que nous aimons faire, de le cultiver et de le partager. Alors je me rappelle, et je rappelle à mes amies quand elles doutent, ce que ma mère m'a dit : tu es assez bien. Il n'y a qu'une seule toi.

Cela m'a pris du temps pour faire confiance à tout cela, mais maintenant je le fais – même si j'ai besoin d'un petit rappel de temps en temps.

Ce qu'on devrait vraiment nous dire à propos du travail pendant la ménopause :

- **Trois quarts des femmes ménopausées travaillent !** Cela pousse de nombreuses entreprises à s'adapter aux changements que traversent leurs employées.
- **Certaines des évolutions positives** incluent des horaires flexibles, le télétravail et le congé parental partagé.
- Nous devons **cesser la « masturbation mentale »**. La vie est trop courte pour s'inquiéter des priorités des autres.
- **C'est une bonne période** pour prendre des risques et sortir de notre zone de confort avec confiance.

Chapitre 13

REPENSER LA NUTRITION

Quand j'avais environ dix-huit ans, j'ai commencé à faire du mannequinat à Tokyo. J'y étais depuis environ trois mois lorsque le travail a commencé à se tarir. Je suis allée voir mon agent et lui ai dit : « Je ne comprends pas pourquoi je n'ai plus de travail. »

« Eh bien, tu as pris trop de poids », a-t-elle répondu.

« Qu'est-ce que tu veux dire ? » ai-je répondu. Je n'avais jamais vraiment été consciente de ma taille jusqu'à ce moment-là, à part le fait que j'avais une petite poitrine. C'était l'époque où nous portions des collants et de grands T-shirts amples, donc ce n'était pas comme si je ne pouvais plus fermer mes jeans. Je ne me rendais pas compte que mon corps avait changé. C'était la première fois que je vivais loin de chez moi. Je mangeais beaucoup de pizzas et de malbouffe.

En gros, mon agent m'a rétorqué : « Je pense qu'il est temps pour toi de partir. »

Quand la meilleure amie de ma mère m'a vue pour la première fois, elle s'est exclamée : « Quoi ? C'est toi, Naomi ? »

Elle ne m'a pas reconnue. Je suis montée sur la balance et j'ai réalisé que j'avais pris plus de neuf kilos en trois mois.

Dans cette famille, on m'appelait Yo-Yo, parce que les enfants n'arrivaient pas à dire « Naomi ». Maintenant que je faisais le yo-yo entre les poids, ce surnom prenait un nouveau sens. Après cela, je suis devenue très consciente de mon poids et je suis devenue un peu obsédée par les régimes à la mode jusqu'à vingt ans. Quand je me suis lancée dans le cinéma, j'avais peur de perdre des emplois de la même manière. Je suis restée relativement mince depuis. J'y suis parvenue en mangeant sainement et en faisant de l'exercice plusieurs fois par semaine. Je dois avouer qu'il a été difficile à certains moments de ne pas devenir obsédée par les régimes. J'ai même dû me faire suivre en thérapie à un moment donné. Maintenant que j'ai une relation plus saine à la nourriture, je fais très attention à la préserver.

Chaque fois que j'ai essayé un régime strict avec beaucoup de règles, j'ai découvert que les restrictions faisaient ressortir mon côté rebelle, et je me préparais à l'échec. Je peux faire une détox de trois jours de temps en temps. Mais je dois au moins pouvoir manger des salades et des soupes. Il est préférable pour moi de rester dans la modération sur tout. Je ne me prive pas de petites friandises comme les chips, par exemple, et à Pâques, ils doivent littéralement décharger un camion d'œufs en chocolat chez moi, j'en mange tellement.

Quand il s'agit de nourriture, je n'aime pas dire aux gens : « Ça, ça fonctionne ! » car tout le monde est différent. Donc, je ne vais pas vous dire quoi manger ou quand le manger, mais je peux dire ce qui fonctionne pour moi. J'essaie vraiment d'être prudente sans être trop stricte. Récemment, j'ai demandé à des médecins ce qu'ils disent à leurs patientes sur le fait de bien manger pendant la ménopause. Soyons honnêtes, à ce stade de la vie, nous ne pouvons plus manger comme nous le faisions à l'adolescence !

L'une de ces médecins est mon amie, Mary Claire Haver, qui a écrit la préface de ce livre. Elle est gynécologue-obstétricienne au Texas, spécialiste certifiée en médecine culinaire et autrice du livre *The New Menopause*. Son précédent livre, *The Galveston Diet*, porte sur l'idée de se concentrer sur le fait de devenir plus forte et en meilleure santé, pas nécessairement plus mince. Elle dit aux femmes que pour aider à gérer les symptômes associés aux fluctuations des niveaux d'œstrogène, nous devrions manger plus de brocolis, d'avocats, de légumes verts, de poisson, de graines de lin et de graines de citrouille.

Elle ajoute également que nous devrions prendre en compte la nutrition dans son ensemble, et non pas seulement compter les calories. Beaucoup d'entre nous ont besoin de plus de protéines que ce que nous consommons. « Actuellement, selon la FDA, les femmes ont besoin d'environ 0,8 g de protéines par kilo de masse corporelle. Mais les données les plus récentes de l'Initiative pour la santé des femmes ont montré que les femmes ménopausées qui mangent le double de cette quantité, environ 1,6 g de protéines par kilo de masse corporelle, ont des scores de fragilité bien plus bas que celles qui mangent la quantité recommandée. »

Beaucoup de femmes qui suivent des régimes voient « glucides » et paniquent, mais les glucides ne se résument pas seulement aux pâtes et au pain, qui contiennent souvent des calories vides. Il existe de nombreux aliments sains qui contiennent des glucides tout en étant riches en fibres, antioxydants et vitamines, comme le quinoa, les flocons d'avoine, les myrtilles, les pommes et les patates douces.

La prise de poids pendant la ménopause est réelle, et il existe de nombreux facteurs qui l'expliquent. D'une part, nous avons tendance à prendre de la graisse viscérale, c'est-à-dire autour du centre de notre corps, en raison d'une interaction complexe entre les hormones. La prise de poids peut aussi être liée à une inflammation, c'est pourquoi on entend beaucoup parler des « régimes anti-inflammatoires » comme le régime méditerranéen. L'idée est que notre corps réagit à une blessure en s'enflammant, mais quand cette inflammation devient chronique, elle peut entraîner une prise de poids. Les aliments transformés peuvent aggraver l'inflammation.

« La graisse sous-cutanée (sous notre peau) nous donne nos seins, nos courbes et notre cellulite, m'a dit la Dr Haver. On peut ne pas l'aimer esthétiquement, mais elle n'est pas vraiment dangereuse. La graisse viscérale, en revanche, est celle qui se trouve dans notre cavité abdominale et qui entoure nos organes internes. Pendant la transition ménopausique, nous constatons un changement significatif dans la façon dont nous stockons la graisse. En période préménopausique, notre graisse viscérale est d'environ 8 %. Puis, au cours de la transition vers la post-ménopause, elle augmente à 23 %. Nous assistons donc à une multiplication par trois de notre réserve de graisse viscérale. Celle-ci est biologiquement active et inflammatoire. Des niveaux élevés entraînent un risque accru d'hypertension, de diabète et d'AVC. J'aime éduquer mes patientes et mes abonnés sur les stratégies visant à réduire la graisse viscérale. En général, ces solutions incluent des approches auxquelles la plupart d'entre nous n'ont jamais pensé dans nos stratégies nutritionnelles pour rester en bonne santé. Par exemple, les femmes consomment en moyenne environ 10 g de fibres par jour. Or, celles qui consomment entre 25 et 32 g de fibres par jour ont moins de graisse viscérale, un risque de diabète plus faible et un microbiote intestinal plus sain.

« Le mouvement keto a eu tendance à jeter le bébé avec l'eau du bain en ce qui concerne les glucides. Beaucoup de gens évitaient tous les glucides alors que des aliments comme les fruits et les légumes, les légumineuses, les noix et les graines sont non seulement riches en fibres, mais aussi en minéraux, vitamines et nutriments. Cependant, les femmes qui limitent les sucres ajoutés (dans la cuisine, le traitement des aliments et l'alcool) à 25 g par jour ont des niveaux de graisse viscérale plus bas que celles qui ne le font pas. »

On dirait que tout le monde parle aujourd'hui des bienfaits des probiotiques (les bonnes bactéries) pour garder un équilibre sain dans notre intestin. Je connais beaucoup de gens qui prennent un probiotique quotidien, ou qui ne jurent que par un verre de kombucha quotidien ou une cuillerée de vinaigre de cidre de pomme. Les probiotiques, sous toutes leurs formes, sont utiles pour maintenir un bon équilibre des bactéries dans l'intestin.

« Aux États-Unis, la plupart des gens, s'ils obtiennent des probiotiques par leur alimentation, ce sera à partir de yaourts. Cependant, la plupart des yaourts disponibles sur le marché contiennent une quantité énorme de sucres ajoutés, de produits chimiques et de saveurs, ce qui peut annuler les bienfaits pour la santé du yaourt, m'a expliqué la Dr Haver. Le yaourt grec nature est une meilleure source de probiotiques et de protéines. Mes ajouts préférés sont les baies, les graines de chia, les graines de lin moulues et les graines de chanvre pour ajouter des nutriments et de la saveur. D'autres aliments riches en probiotiques sont le kimchi, le kombucha, le miso, les cornichons chinois et les fromages fermentés comme la feta. Si vous ne tolérez pas les produits laitiers et avez du mal à apprécier les aliments riches en probiotiques, ne désespérez pas ; il existe de bonnes études sur les suppléments de probiotiques pour les femmes ménopausées. Je dis toujours de privilégier les nutriments provenant des aliments d'abord. »

J'ai beaucoup entendu parler du jeûne intermittent, où vous essayez de tenir un certain nombre d'heures sans manger, donc, par exemple, vous concentrez toute votre prise alimentaire dans une fenêtre de huit ou dix heures.

La Dr Haver y est favorable : « Je suis une fan du jeûne intermittent depuis longtemps pour ses bienfaits anti-inflammatoires. Avec l'âge, j'ai ajusté ma fenêtre alimentaire pour inclure plus de temps afin de pouvoir incorporer mes objectifs accrus de protéines, soit 100 à 120 g par jour. »

Il fut un temps où les médecins mesuraient si vous aviez un poids sain à l'aide de l'indice de masse corporelle (IMC), qui est calculé en divisant votre poids en kilo par le carré de votre taille . Un poids « normal » dans ce système est de 18,5 à 24,9. (Je ne me pèse pas moi-même. Je surveille mon poids en voyant quels jeans me vont.)

En 2023, l'Association médicale américaine a voté pour cesser de se fier à l'IMC comme principal moyen d'évaluer le poids et la santé. De nombreux médecins recommandent désormais aux femmes ménopausées d'utiliser le rapport taille-hanches, ou WHR (RTH en français), pour évaluer les facteurs de risque de maladies cardiométaboliques.

« Chaque femme devrait connaître ce chiffre », dit la Dr Haver. (Mais d'après mon expérience, la plupart des femmes ne le connaissent pas. Lorsque j'ai entendu pour la première fois la Dr Haver en parler, je ne connaissais pas le mien !)

Voici comment le trouver : divisez votre tour de taille par votre tour de hanches. C'est votre RTH. Si c'est 0,8 ou moins, vous avez un risque plus faible de maladies comme les maladies cardiaques, les AVC, le cancer et le diabète de type 2. Si c'est 0,86 ou plus, vous avez un risque plus élevé.

Cela peut être une bonne mesure à prendre chez soi, car je sais que se rendre chez le médecin, se déshabiller et se peser peut parfois être source de déclenchement ou d'humiliation. Et voir ce chiffre évoluer peut être un indicateur précoce de changements dans votre santé. Le rapport taille-hanches augmente souvent pendant la ménopause, et il peut être lié à une probabilité plus élevée de fractures de la hanche, de certains cancers et de maladies cardiaques. Mais la bonne nouvelle est qu'avec un régime alimentaire et de l'exercice, vous pouvez réduire ce chiffre, ce qui réduira également votre risque d'avoir ces problèmes.

Une autre chose que les médecins nous conseillent de surveiller à cet âge : la consommation d'alcool. L'alcool peut modifier la façon dont le corps métabolise les œstrogènes et peut contribuer à des problèmes hépatiques, à des maladies cardiaques et à l'ostéoporose. Les Centers for Disease Control and Prevention[35] conseillent aux femmes de ne pas consommer plus d'une boisson alcoolisée par jour. Le chardonnay était autrefois un bon ami, et maintenant il nous trahit comme un enfoiré.

Et bien sûr, maintenant, en plus de tout ce bruit sur ce qu'il faut manger ou boire ou non, il existe de nouveaux

35. Centres pour le contrôle et la prévention des maladies, l'équivalent de Santé publique France.

médicaments pour la perte de poids comme Ozempic et Mounjaro. On me dit que si quelqu'un a des problèmes de poids difficiles à résoudre qui mettent en danger sa santé (plus qu'une simple dizaine de kilos en trop), il pourrait être logique de prendre ces médicaments pour atteindre un poids plus sain. Mais si le médicament réduit votre appétit, vous devez vous assurer que vous aurez toujours les nutriments dont vous avez besoin à partir de ce que vous pouvez manger.

Pour être claire, je ne les recommande pas personnellement. J'ai vu des amis réussir avec ces médicaments, et d'autres qui sont allés trop loin dans leur perte de poids, au point de m'inquiéter. Et je m'inquiète des effets à long terme, car nous n'avons pas encore des décennies de recherche à leur sujet. Cela dit, les médecins en savent de plus en plus sur ces médicaments à mesure qu'ils sont plus largement utilisés.

La Dr Haver confie qu'avant d'essayer ces médicaments, elle commence par prescrire un traitement hormonal substitutif (THS) et un plan nutritionnel à une femme ménopausée ayant un excès de graisse viscérale (elle dispose d'un scanner à impédance électrique dans son cabinet qui mesure la masse musculaire et la graisse viscérale) pendant trois mois d'abord. Ensuite, elle réévalue les progrès de la patiente. Si elle continue à lutter, elles discutent alors de l'ajout d'un médicament comme Ozempic. « Ces médicaments améliorent considérablement la santé et la qualité de vie de mes patientes. Certaines qui sont coincées dans le cycle des régimes depuis des décennies trouvent que c'est la seule chose qui fonctionne. »

Cependant, il y a des risques. La Dr Haver voit ses patientes au moins toutes les six semaines pour une analyse corporelle afin de suivre la perte de masse musculaire et de graisse. (Elle note que celles qui sont obèses n'ont généralement pas de problèmes de masse musculaire, car elles ont transporté l'équivalent de couvertures lestées tous les jours, et leurs muscles sont donc solides.)

L'autrice du livre *Menopocalypse* et experte en santé des femmes, Amanda Thebe, dit comprendre, quant à elle, pourquoi les femmes de cet âge se sentent submergées par les conseils nutritionnels :

« Il est tellement difficile de savoir quelle direction prendre, surtout si vous suivez des conseils nutritionnels *via* les réseaux sociaux, assure-t-elle. Petite astuce : ne le faites pas ! Les glucides sont mauvais. Attendez, non, la viande est mauvaise. Non, nous avons besoin de plus de plantes. Mais les plantes contiennent des lectines, qui sont aussi mauvaises. Peut-être qu'il ne faut manger que des graisses. Je vais suivre un régime cétogène complet, sauf que j'ai un taux de cholestérol élevé et que je dois réduire les graisses saturées… C'est un cauchemar, et je ne blâme pas les femmes de tenter des régimes attirants qui ciblent nos points faibles pendant la ménopause. »

D'après ce que m'ont expliqué des nutritionnistes, il vaut mieux rester simple et se concentrer sur les bases de la nutrition. Ensuite, nous sommes en mesure de faire des choix qui nous conviennent, selon nos objectifs et la façon dont notre corps réagit à la nourriture.

Ce qu'on devrait vraiment nous dire à propos de l'alimentation pendant la ménopause :

- La ménopause nécessite de manger différemment. Les femmes doivent consommer plus de protéines. Essayez de manger moins de sucres ajoutés et plus de fibres. Éliminez les sodas, les jus sucrés, les yaourts aromatisés.
- Buvez de l'alcool avec modération – si vous en buvez.
- Calculez votre ratio taille-hanches. Oubliez l'IMC. Pensez « forte » plutôt que « mince ».
- Renseignez-vous sur le jeûne intermittent.

Les conseils nutritionnels d'Amanda Thebe

Il existe trois macronutriments : les glucides, les protéines et les graisses. « Macro » signifie simplement « grand ». Ces aliments contiennent des micronutriments (« petits ») : des vitamines et des minéraux essentiels aux fonctions corporelles. Les trois macronutriments ont des fonctions différentes dans le corps.

1. Glucides

Malgré la peur que nous avons souvent des glucides, ils sont le carburant préféré du corps. Les glucides, une fois consommés, sont décomposés en sucres simples, glucose et fructose, que le corps adore utiliser pour nous donner de l'énergie. Le glucose traverse même la barrière hématoencéphalique, ce qui peut être utile pour dissiper la fatigue cérébrale et l'épuisement chronique. Tous les glucides sont des sucres, mais il faut les voir sur un spectre, car ils ne sont pas tous créés égaux. Il existe deux catégories de glucides : complexes et simples.

- Les « glucides complexes », comme les patates douces ou les céréales complètes, contiennent plusieurs sucres, tandis que les « glucides simples » n'en contiennent qu'un. Les glucides complexes mettent plus de temps à être décomposés par le corps que les sucres simples et contiennent généralement beaucoup de fibres ou d'amidon, ainsi que de l'eau et des micronutriments. Ils sont bons pour la santé globale, en particulier pour la santé intestinale, et ne devraient jamais être évités.
- Mon conseil concernant les sucres simples est de les limiter au minimum. La recommandation actuelle pour les sucres ajoutés est de ne pas dépasser 25 g par

jour, car trop de sucre est directement lié à un risque accru de maladies. Le sucre ajouté a généralement très peu de valeur nutritive et est riche en calories, mais il est souvent délicieux. Éliminer complètement les sucres de votre alimentation vous poussera généralement à faire des excès plus tard, donc limitez les bonbons, sodas et pâtisseries à des plaisirs occasionnels.

2. Protéines

J'adore parler des protéines, car nous en avons vraiment besoin en vieillissant, en particulier pendant la ménopause. Afin de maintenir nos muscles et même d'en construire davantage, le corps utilise un processus appelé « synthèse des protéines musculaires » (SPM). Ce processus prend les protéines que vous mangez, les décompose en acides aminés, et les utilise comme un stimulus pour construire, réparer et développer les muscles. L'œstrogène joue un rôle clé dans la SPM, donc lorsque ce dernier commence à décliner à la ménopause, il faut s'assurer que vous aidez ce système en mangeant suffisamment de protéines. La recommandation actuelle est de 0,8 g de protéines par kilo de poids corporel par jour. Mais pour simplifier, je conseille souvent aux femmes ménopausées d'essayer de consommer 100 g de protéines par jour. Les protéines permettent aussi d'éviter les pics de sucre. Alors, lorsque vous sentez la baisse d'énergie à 14 heures, choisissez de la dinde rôtie plutôt qu'un muffin aux myrtilles !

3. Graisses

Je pense que tout le monde sait maintenant qu'un régime riche en graisses saturées augmente le risque de maladies cardiovasculaires, ce qui est bien dommage car mon groupe d'aliments préféré est le beurre ! Mais la plupart des femmes ménopausées de notre génération ont peur des graisses, et c'est probablement la faute des années 1990 avec les régimes faibles en graisses ou sans graisse. Vous souvenez-vous avoir été dans le supermarché lorsque toutes ces revues parlaient de régimes au pamplemousse faibles en gras ? Il est difficile de se débarrasser de ces idées. Le fait est que les graisses sont en réalité importantes dans notre alimentation. Elles sont une source d'énergie. Les graisses aident le corps à absorber certaines vitamines et minéraux et sont utilisées dans de nombreuses fonctions corporelles, y compris l'amélioration de l'immunité.

- Les graisses insaturées protègent le cœur et améliorent l'immunité. Les lignes directrices actuelles suggèrent que 20 à 35 % de votre alimentation devrait être constituée de graisses saines, telles que l'huile d'olive, les huiles végétales, les poissons gras comme le saumon et le thon, les avocats, les noix et les graines. Cela signifie qu'un régime de 2000 calories par jour devrait inclure environ 500 calories, soit 56 g, de graisses.
- Les graisses saturées, qui proviennent généralement d'animaux (comme le beurre, la viande et le lait), mais aussi de sources végétales tropicales (comme l'huile de coco et l'huile de palme), devraient définitivement être limitées.

Le meilleur conseil pour un régime alimentaire pendant la ménopause est de manger équilibré, en consommant beaucoup de glucides complexes, en particulier issus de plantes, avec suffisamment de protéines pour soutenir votre corps et une portion de graisses saines.

L'armoire à suppléments alimentaires de Mary Claire Haver

Fibres. Si nécessaire, je prends des fibres supplémentaires pour atteindre un total de 35 g par jour. Pour atteindre cet objectif, je mange un avocat par jour, et bien que je consomme de la viande, mon alimentation est majoritairement à base de plantes.

Magnésium. Beaucoup d'entre nous sont en carence de magnésium. Il en existe différentes formes ; je prends une formule appelée Neuro-Mag (son nom générique est magnésium L-thréonate). Cette formulation traverse de manière fiable la barrière hématoencéphalique. Je le prends dans l'après-midi et j'ai trouvé que cela m'aide à rester calme le soir et à mieux dormir. Je le recommande souvent à mes patientes pour la même raison.

Vitamine D. La plupart de mes patientes ont une carence en vitamine D, et j'ai moi-même eu du mal à en avoir assez. J'ai créé un supplément de vitamine D qui contient 4000 UI de vitamine D, de la vitamine K pour une absorption accrue, et des acides gras oméga-3 pour leurs bienfaits anti-inflammatoires.

Acides gras oméga-3. Je prends une combinaison d'oméga-3 et de vitamine D.

Collagène. Il a été démontré que le collagène améliore la densité osseuse chez les femmes souffrant d'ostéoporose et d'ostéopénie, un signe avant-coureur de l'ostéoporose. Il peut également améliorer la santé des articulations et l'élasticité de la peau.

Chapitre 14

BOUGER SON CORPS

À Hollywood, bien sûr, on vous regarde souvent, et il peut y avoir une pression pour rester mince et lutter contre les effets du vieillissement autant que possible. J'ai trouvé que la meilleure façon d'aborder cette préoccupation est de chercher l'humour dans les idées des autres sur ce que votre corps devrait être. (Après un tournage de nuit, à cinq heures du matin, j'ai aperçu mon reflet à l'envers dans une table en miroir, et je jure que je ressemblais à Nick Nolte.) Il vaut la peine de se demander, à mesure que nous avançons dans nos journées et que nous nous inquiétons de notre apparence : Que perçoit notre public, et pourquoi accordons-nous tant d'importance à ce qu'il pense ?

Mes amies critiquent souvent leur corps en se concentrant sur des parties auxquelles je vous garantis que personne d'autre qu'elles ne prête attention. L'une d'elles m'a récemment dit : « La peau entre les plis de mon cou commence à ressembler à un élastique trop tendu. » Elle a montré son cou, et honnêtement, je n'avais aucune idée de ce qu'elle voulait dire. Son cou était parfait !

Je trouve qu'il est parfois difficile d'éteindre ce bruit dans ma propre tête. C'est peut-être pour cela que j'aime suivre des cours de danse dans une salle sombre. Moins de cinq minutes après le début du cours, je m'amuse comme jamais. (J'aime particulièrement quand les séquences de danse sont assez courtes pour que je ne me perde pas !)

Être là en tant que femme ménopausée me remplit de gratitude : je suis encore en vie et capable de faire la plupart des choses que je faisais auparavant. Oui, je les fais plus prudemment. Par le passé, les exercices à fort impact exacerbaient mes problèmes de dos, alors j'évite de sauter comme les jeunes filles du premier rang. Je suis heureuse au fond de la salle et j'évite les mouvements brusques qui pourraient aggraver mon épaule gelée. Mais j'adore sentir mon corps s'animer.

Les femmes avec qui j'aime faire de l'exercice sont heureuses d'être là. Elles ne viennent pas pour affiner leurs jambes ou muscler leurs bras (bon, peut-être un peu), mais surtout pour célébrer la vie et montrer que nous pouvons encore bouger nos corps au rythme de la musique. Nous avons fixé un rendez-vous, nous avons laissé nos obligations domestiques de côté et nous l'avons fait pour nous-mêmes. Nous nous sommes présentées et avons passé un moment fantastique. Je trouve cela purifiant et cathartique. Être dans une pièce remplie de femmes en sueur est à la fois amusant et important, un bon exutoire et un réconfort nécessaire, même si parfois nous devons atteindre nos bouchons d'oreilles.

Les médecins recommandent une certaine quantité d'exercice cardio pendant la ménopause pour améliorer la santé mentale, mieux dormir et accroître la forme physique générale, surtout parce que, à la cinquantaine, nous avons tendance à prendre du poids autour du ventre, ce qui est un facteur de risque de maladies cardiaques. Il me semble tellement plus facile de faire de l'exercice quand c'est amusant et que l'on se sent à l'aise dans l'endroit où l'on choisit de s'entraîner.

Autrefois, je suivais des cours d'exercices pour « mieux paraître », comme aime à le dire une amie, « pas pour la paix intérieure, mais pour la beauté extérieure ». J'étais vaniteuse et trop consciente de l'opinion des autres. À l'âge mûr, si nous avons de la chance et si nous sommes honnêtes avec nous-mêmes, je pense qu'il est possible de mettre de côté cette compétitivité avec les autres femmes et de nous soutenir mutuellement. Nous pouvons célébrer les succès de chacune. Quand on me demande comment acquérir cette confiance en soi, je dis que la seule façon que je connaisse est de vivre assez longtemps pour réaliser que personne ne vous regarde aussi sévèrement que vous le faites vous-même. Tout le monde est absorbé par ses propres drames et insécurités. En outre, faites semblant jusqu'à ce que cela devienne réel ! Reprogrammez votre pensée !

Mon amie et moi sommes sorties d'un cours récemment sur un petit nuage. C'était comme si nous étions retournées en boîte, avec la salle sombre, les lumières disco et de la musique actuelle mixée avec de bons vieux morceaux. Nous nous sentions revigorées.

Cela m'a rappelé que je dois aussi faire de l'exercice pour ma santé mentale. Quand je laisse tomber ma routine, ce qui m'arrive souvent, je me sens mal. Alors, même lorsque je séjourne à l'hôtel ou dans un Airbnb, j'essaie toujours de faire un cours. Avant, c'était obsessionnel, je m'entraînais cinq jours par semaine. Aujourd'hui, je m'en tiens à deux ou trois fois par semaine.

Je sais que les cours de sport ne conviennent pas à tout le monde. Certaines femmes restent en forme en marchant, en nageant ou en soulevant des poids dans leur garage (comme moi). Beaucoup de femmes de notre âge aiment le Pilates, il augmente à la fois la force et la flexibilité. Ce sur quoi les experts semblent s'accorder, c'est que nous devons juste bouger notre corps.

Pour éviter de perdre de la masse musculaire et de prendre du poids, la majorité des femmes ménopausées ont besoin d'une activité aérobique et d'un entraînement de résistance.

L'entraînement en résistance est également important à la cinquantaine pour la santé des os, car il prévient la perte musculaire.

Amanda Thebe m'a dit : « Nous savons que nous avons un risque accru de fractures et d'ostéoporose, le "voleur silencieux", après la ménopause. L'entraînement en résistance à tout âge est le meilleur moyen de prévenir la perte osseuse, et à la ménopause, c'est le meilleur moyen d'empêcher cette perte de s'aggraver. Lorsque vous faites de l'entraînement en résistance et que vous créez une surcharge sur vos muscles, vous encouragez la croissance osseuse. »

Mary Claire Haver a déclaré que les femmes devraient passer de l'idéal de la minceur à celui de la force. Et je suis d'accord. La minceur n'est pas un indicateur de santé. Devenir plus forte nous aide aussi à maintenir notre équilibre et à réduire le risque de chutes et de fractures en vieillissant.

« Quand on regarde la longévité des femmes, nous vivons plus longtemps que les hommes, mais nous passons 20 % de cette vie en moins bonne santé que nos homologues masculins, a-t-elle déclaré. Si je dois avoir des années supplémentaires, je veux être comme la reine Elizabeth. Elle avait bien sûr des avantages – probablement les meilleurs soins médicaux du monde –, mais elle a rencontré le Premier ministre, puis est allée faire une sieste et est décédée. Je ne veux pas passer les dernières années de ma vie sous traitement. Et cela va dépendre de moi, je vais devoir essayer de rester forte plutôt que mince, de surveiller ma nutrition plutôt que de compter les calories, et de faire des choses pour garder mon cerveau en bonne santé. Mon traitement hormonal fait aussi partie de cette stratégie. »

Amanda Thebe est d'accord : « Souvent, la conversation autour de la ménopause est très binaire, et nous ne voyons pas d'espace où la thérapie hormonale et l'exercice peuvent coexister, m'a-t-elle confié. J'entends souvent des commentaires du genre “L'exercice ne remplacera pas mes hormones manquantes” ou “Je prends de la testostérone pour rester forte”. L'exercice ne remplace pas vos hormones manquantes, et les doses d'hormones, en particulier la testostérone, prescrites aux femmes sont si minimes qu'elles n'ont pas d'impact significatif sur l'entraînement en résistance. Ce sont des phrases toutes faites qu'il faut simplement arrêter. Les médicaments ne remplacent pas l'exercice, et l'exercice ne remplace pas la thérapie hormonale.

Tous ont des effets positifs et doivent être vus sous cet angle. Il n'y a pas de solution unique pour la ménopause.

« Si vous êtes à haut risque d'ostéoporose, les œstrogènes jouent un rôle important dans la prévention de la perte osseuse et la réduction du risque de fractures et de douleurs articulaires, et ils offrent également un certain bénéfice protecteur pour le cœur. Ces points positifs sont soulignés par la Menopause Society et devraient soulager les femmes qui prennent un traitement hormonal. Le problème survient lorsque les avantages du THS sont présentés comme une "pilule magique" qui les aidera à vivre éternellement et sera un remède à tous les maux. Lorsque les faits présentés sont déformés pour produire un récit biaisé, les personnes qui en souffrent sont celles qui essaient de faire un choix éclairé. Que vous choisissiez ou non de prendre un traitement hormonal – ou tout autre médicament d'ailleurs –, je vous conseille de commencer la musculation. »

Ma propre routine sportive est devenue gérable, mais il m'a fallu du temps pour en arriver là. J'ai testé tous les types d'entraînements imaginables. Non seulement les modes de sport changent comme les tendances en matière de jeans, mais je me lasse facilement, et mon corps me dit quand il est temps de changer de routine.

Vers vingt ans, je faisais du jogging et de l'ashtanga, un type de yoga très dynamique. Dans les deux pratiques, je cherchais probablement à atteindre un certain équilibre dans ma vie. À trente ans, je continuais à courir des kilomètres, comme si je poursuivais un rêve. À quarante ans, je suivais des cours de boot-camp, comme si je voulais attiser ma colère. Maintenant, cherchant flexibilité et force dans la cinquantaine, je me suis tournée vers l'endurance de force, les cours de danse, et autant d'étirements que je peux supporter pour gagner en force et m'amuser.

Un après-midi récent, une amie et moi sommes allées à un cours de yoga ensemble en crop-top. Lorsque le cours a commencé, j'ai réalisé que nous étions les plus âgées de la salle d'au moins quinze ans. Tandis que je passais d'une posture à l'autre, je me suis souvenue de mes vingt ans, comme beaucoup d'autres femmes présentes. À l'époque, je me sentais tellement en décalage avec mon corps que je le cachais sous des vêtements amples et une armure métaphorique.

Ces jours-là sont révolus. Nos corps ne sont plus aussi toniques, sans blessures ni rides qu'ils l'étaient il y a vingt ou trente ans. J'ai accouché, j'ai passé des décennies dans toutes sortes de climats, et ça se voit. Une de mes amies a surnommé mon ventre « Benjamin Button », parce qu'il est ridé comme le héros au début du film. Pourtant, je porte un crop-top aujourd'hui, ce que je n'aurais jamais fait avant d'avoir ce ventre tout fripé !

Je suis fière de ce que mon corps a enduré. Je le montrerai au monde si je le souhaite. À cet âge, nous pouvons faire du sport par coquetterie, mais aussi pour le plaisir et la santé, ce qui est bien plus gratifiant.

Je ne sais pas si les jeunes femmes présentes au cours nous ont remarquées. Si c'est le cas, peut-être nous ont-elles vues comme de vieilles croûtes. Mais j'aime à penser qu'elles nous ont vues plaisanter entre nous, sourire, heureuses dans nos corps de cinquantenaires, et se sont dit que vieillir ne serait peut-être pas si terrible. Je vieillis, et c'est un privilège. Quelle est l'alternative ?

Quelques exercices de renforcement musculaire simples que vous pouvez faire dès maintenant :

Lorsque je ne peux pas aller à la salle de sport, je suis une adepte de l'entraînement de 7 minutes que le *New York Times* a publié il y a quelque temps. C'est parfait quand vous voyagez et que n'avez que quelques minutes devant vous. Voici une version que je fais souvent :

1. **20 squats** (Faites-les comme si vous alliez vous asseoir sur une chaise.)
2. **20 fentes** (Vous pouvez commencer par faire un petit pas en avant et augmenter progressivement l'amplitude du mouvement à mesure que vous vous habituez.)
3. **Planche de 20 secondes** (J'ai une amie qui, au cours d'un été, est passée de dix secondes à trois minutes !)
4. **20 pompes** (Tant que vous êtes en position de planche, autant en faire quelques-unes.)
5. **20 soulevés de poids** (C'est bien d'en avoir à portée de main pour les moments où vous vous ennuyez ! Si vous n'en avez pas, vous pouvez simplement poser vos mains sur une table ou une chaise derrière vous, puis faire 20 flexions.)

Quelques exercices pour apaiser une épaule gelée :

- Appuyez votre épaule contre un mur. Gardez votre main à plat contre le mur comme si vous laviez une voiture et faites une rotation complète de la main sur le mur en cercle. Faites-le dans le sens des aiguilles d'une montre, puis changez de sens.

- Faites une planche sur vos avant-bras. Déplacez votre corps en avant et en arrière au-dessus de vos bras.

- Utilisez un élastique ou une serviette et tenez chaque extrémité. Levez-la de la position brouette à au-dessus de votre tête. Ensuite, faites de même derrière votre dos et soulevez par petits coups. Essayez-le doucement en diagonale devant et derrière votre dos.

Chapitre 15

À QUOI RESSEMBLE LA « FAMILLE » AUJOURD'HUI ?

« L'expérience de la ménopause ne se limite pas aux symptômes physiologiques et aux "mauvaises humeurs". C'est aussi un moment de révélation de la vérité », m'a dit une amie par e-mail.

Il n'est pas surprenant que de nombreux mariages se terminent autour de la cinquantaine. En l'absence de l'effervescence liée à l'éducation des jeunes enfants et/ou des distractions dues à la construction d'une carrière, nous tentons de nous installer dans une nouvelle tranquillité. Pour moi, cette solitude naissante a révélé une voix longtemps réprimée à l'intérieur de moi que je ne pouvais plus ignorer, et j'ai commencé à comprendre que mon mariage était terminé.

Statistiquement, je pourrais vivre encore trente ou quarante ans sans être une exception. Allais-je boitiller jusqu'à la ligne d'arrivée avec quelqu'un dont je m'étais éloignée simplement parce que nous étions tombés amoureux à vingt-deux ans ? La combinaison du nid vide et de mon utérus « périmé » est devenue un battement de tambour annonciateur de liberté. La tolérance appartenait au passé. Aujourd'hui, je renaissais, optimiste à l'idée de mon nouveau chapitre en solo. Peut-être pas encore réparée ni rédimée, mais je savais que la guérison viendrait.

J'ai fait mes valises et j'ai dit à ma famille que je prenais une année sabbatique, ravie d'être seule pour ma nouvelle aventure. Cela n'a pas duré longtemps ; en moins d'un an, j'étais profondément amoureuse de mon nouveau partenaire, et j'espère passer le reste de ma vie avec lui. Mais, même si je ne l'avais pas rencontré, je sais que je n'aurais pas regretté ma décision ; j'avais fait mon choix selon mes propres termes. Enfin une adulte, à cinquante-deux ans.

J'ai entendu de nombreuses histoires similaires de femmes de cet âge, qui réorganisent complètement leur vie et repensent leurs relations avec leur partenaire, leur carrière, leurs enfants, leurs amis, ou elles-mêmes. Beaucoup d'entre nous se posent de grandes questions, parfois pour la première fois : Qu'est-ce que cela signifie d'être une personne entière en relation avec d'autres ? Être à la fois un amant, un partenaire, un ami ? Peut-être un conjoint ou un parent, ou peut-être pas ?

J'ai aussi beaucoup d'amies qui chérissent leur long mariage et estiment que rester avec la même personne pendant des décennies, à travers diverses crises, leur a permis d'atteindre de nouveaux sommets de sécurité et de proximité.

Chip Conley, fondateur de la Modern Elder Academy et auteur de *Learning to Love Midlife*[36], m'a dit : « J'espère qu'à ce stade, nous ne cherchons plus Monsieur ou Madame Parfait, parce que cette personne n'existe pas, et je ne sais pas pour vous, mais c'est une norme trop élevée pour moi. La question que nous devrions nous poser n'est pas : Qui est le partenaire idéal ? mais : Avec qui puis-je créer les meilleures conditions de vie ?

Cela m'a beaucoup aidé et m'a ramené à mon compagnon, duquel je m'étais séparé seize ans plus tôt, en sachant que nous avions des idées très comparables sur la manière dont nous voulions vivre nos vies. Il faut aussi comprendre que les relations évoluent par cycles, donc les mécanismes d'adaptation les plus importants sont la communication et le respect. »

Après ma séparation avec Liev, j'étais prête à me « dater » moi-même, comme on dit, à m'appuyer sur mes amitiés et mon rôle de mère plutôt que sur les rencontres. Puis, je suis tombée amoureuse de Billy. Au bout de sept ans de relation, à l'âge de cinquante-quatre ans, je me suis mariée pour la première fois.

---

36. Non traduit en français.

Mes amies m'ont organisé un enterrement de vie de jeune fille absolument ridicule. Au milieu de toutes les blagues grivoises, ma meilleure amie m'a rappelé ce que j'avais dit lorsque je suis tombée amoureuse de Billy pour la première fois : « L'aimer est la chose la plus gentille que j'aie jamais faite pour moi-même. »

Cette relation a rendu ma vie tellement plus riche et a allégé de nombreux fardeaux. Par exemple, c'est merveilleux d'avoir un autre adulte à la maison. Pour moi, l'un des plus grands défis des relations en période de ménopause a été de gérer l'éducation des adolescents. Et dire que je pensais que c'était difficile de s'occuper d'enfants en bas âge ! Mais aujourd'hui, je rencontre beaucoup de nouveaux problèmes à l'approche de leur départ de la maison. J'ai fait face à une sorte de deuil anticipé.

Les adolescents veulent tout essayer, même s'ils ne peuvent pas voir au-delà de deux pas devant eux. Mes enfants aiment contourner les règles. Ils ne sont certainement pas du genre à dire : « Bon, il se fait tard, il vaut mieux que j'aille me coucher. »

Comme la psychologue Aliza Pressman me l'a dit : « Les adolescents sont à un moment de leur vie où ils n'ont que l'accélérateur et pas de freins, avec des émotions et des hormones changeantes. Ils risquent donc d'exploser et de ne pas être entièrement autorégulés. Leurs cerveaux ne sont pas encore capables de se réguler aussi bien que celui d'un adulte. »

En quelque sorte, élever des adolescents revient un peu à élever à nouveau des enfants de deux ans. On se retrouve à s'inquiéter constamment. Quand les tout-petits apprennent le mot « non », ils en abusent. C'est leur premier aperçu du pouvoir. Cela se répète chez les adolescents, mais cette fois, cela devient une déclaration d'identité et d'indépendance. C'est toujours un geste de pouvoir : « Non, ce n'est pas comme ça qu'on fait ! Laisse-moi tranquille. » Ils savent toujours mieux !

Mais au lieu de craindre qu'ils ne tombent dans la piscine ou qu'ils ne dévalent les escaliers, je redoute qu'ils montent en voiture avec des amis qui viennent tout juste d'obtenir leur permis. Quand les amis de mon fils viennent à la maison, je me retrouve à les regarder dans les yeux pour évaluer s'ils sont sobres et responsables. S'ils s'apprêtent à prendre le volant, j'ai toujours envie de tester leur coordination œil-main.

L'inquiétude n'est qu'une partie du problème. Je commence aussi à ressentir le sentiment de perte le plus profond. Mes enfants sont sur le point de quitter la maison. Le travail quotidien consistant à élever des enfants, qui m'a consumée pendant les deux dernières décennies, est presque terminé. Eux, par contre, sont *trop* prêts à prendre leurs distances avec moi. De mon côté, cette transition semble abrupte et presque cruelle. La première fois que j'ai vu ce regard de « Que fais-tu encore là ? » alors qu'ils fermaient la porte de leur chambre, j'ai pensé : je ne suis pas prête ! J'ai eu l'impression d'échouer à un test de croissance psychologique, incapable d'accepter cette nouvelle réalité avec une certaine ouverture d'esprit. J'étais triste. Et l'idée que cela allait être ainsi pour les prochaines années m'a véritablement brisé le cœur.

À chaque étape de la vie, nous sommes confrontés à des défis qui nous obligent à apprendre et à grandir. Mais celui-ci – « Félicitations ! Vos enfants n'ont plus besoin de vous ! Et pile au moment où vous ne pouvez physiquement plus en avoir d'autres ! » – a été l'un de ces évènements qui a engendré une nouvelle forme de deuil. Bien sûr, on veut qu'ils fassent leur propre chemin dans le monde. Cela n'enlève rien au fait que c'est tout de même déchirant de les voir partir sans même un regard en arrière quand ils partent.

J'ai demandé à mes amies ce qu'elles ressentaient à l'idée du nid vide qui approchait. L'une m'a dit qu'elle se concentrait sur le fait de donner à ses enfants les outils dont ils avaient besoin pour ne plus avoir besoin d'elle. Parmi ses conseils :

« Va, profite de la vie – sexe, drogue, rock'n'roll – mais si tu fumes ou te fais un tatouage, je te casse les jambes. » (Je pense qu'elle est convaincue que ses enfants ne s'intéressent pas aux drogues.)

« Honnêtement, cela me rend super triste d'y penser, m'a confié une autre amie. Ma cousine et moi en parlons souvent. Parfois, cela nous aide d'imaginer qu'une fois nos enfants partis, nous recréerons les moments que nous avons partagés ensemble à vingt ans : cuisiner, faire la fête, papoter et prendre de mauvaises décisions concernant les hommes. D'autres fois, on imagine qu'on vivra ensemble dans une maison de retraite, dansant avec nos déambulateurs et mangeant de la soupe avec nos dentiers. Nous nous envoyons des mèmes de vieilles femmes marchant ensemble, dansant, ou assises sur des rocking-chairs. Avec une autre amie, on a prévu de faire des randonnées en Angleterre et en Irlande, car nous avons décidé que les femmes d'un certain âge, avec leurs nids vides, doivent beaucoup marcher. »

Mais la cinquantaine n'est pas toujours synonyme de liberté totale ; en réalité, elle peut aussi souvent entraîner d'intenses responsabilités de soins, que ce soit pour des enfants qu'on a eus tardivement ou pour des parents vieillissants. C'est souvent aux femmes d'âge mûr que revient la plus grande part des tâches difficiles dans une famille. Selon la Family Caregiver Alliance, environ deux tiers des prises en charge – que ce soit de parents âgés, d'un frère ou d'une sœur, ou d'enfants (et bien souvent plus d'un de ces groupes en même temps !) – sont assurés par des femmes[37].

Une amie m'a raconté :

« J'ai assumé la majorité des responsabilités pour m'occuper de mon père et de ma mère au fil des ans. Il peut être difficile de prendre soin d'un parent âgé et des enfants en même temps. Parfois, j'ai l'impression que ma mère est

37. "Women and Caregiving: Facts and Figures," *National Center on Caregiving at Family Caregiver Alliance.*

mon quatrième enfant. Il m'arrive d'essayer de planifier quelque chose pour plaire à mes trois enfants, et puis ma mère intervient en annonçant qu'elle préférerait faire autre chose. Je me dis : *Je ne peux pas continuer de faire passer les besoins, les désirs et les humeurs d'une autre personne avant les miens, ou je vais sombrer !*

Cela aide de voir le bon côté des choses lorsque les enfants quittent la maison. On aura plus de temps pour soi, pour son partenaire et pour sa carrière. On en a fini avec le fait de prendre soin des autres ; maintenant, c'est le moment de faire des choses pour soi !

Puis on commence à penser à tout ce que nous avons sacrifié pour les autres au fil des ans.

Eve Rodsky, autrice de *Fair Play*[38], mène une campagne pour faire reconnaître les dégâts causés aux femmes par la répartition inégale du travail : « Les femmes gagnent plus d'argent en tant que principales sources de revenus, tout en accomplissant davantage de travail cognitif non rémunéré (souvent appelé "charge mentale"). En conséquence, elles sont de plus en plus malades, tant mentalement que physiquement. »

Elle affirme que l'injustice dans de nombreux foyers peut même exacerber les symptômes de la ménopause. « Nous n'en parlons pas assez : si vous n'avez pas le temps de prendre soin de vous parce que vous investissez votre temps libre dans vos rôles de parent, de partenaire, de professionnelle, alors la ménopause sera encore plus difficile. » Elle a identifié deux mille exemples de travail non rémunéré que les femmes font plus que les hommes. La seule exception : sortir les poubelles est réparti à 50/50[39].

Eve a atteint un point de rupture dans son propre mariage lorsque ses enfants étaient petits. Elle était en voiture pour

38. Non traduit en français.
39. Podcast WorkWell, Jen Fisher, "Creating equity at home and finding your Unicorn Space with Eve Rodsky, Deloitte, 2023, Juin.

aller chercher son dernier à la maternelle, son tire-lait dans son sac et le contrat de médiation d'un client sur ses genoux. Son mari lui a envoyé un message : « Je suis surpris que tu n'aies pas acheté de myrtilles.

Comme on peut facilement l'imaginer, elle a craqué. Finalement, elle a pu dire à son mari ce qu'elle ressentait et ce qu'elle voyait comme solution. Je pense que c'est une bonne manière de procéder pour nous toutes, à méditer lorsque nous nous retrouvons à en faire trop pour les autres sans recevoir de soutien en retour :

« Il y a vingt-quatre heures dans ma journée, tout comme dans la tienne. Cela ne sera plus jugé en fonction de l'argent. Ou selon que tu penses que ton temps est plus précieux parce que tu gagnes plus. Je ne resterai dans cette relation que si tu accordes à mon temps la même valeur que tu accordes au tien. Cela ne doit pas nécessairement être égal en termes de travail non rémunéré, mais nous devons tous les deux trouver un équilibre qui nous semble juste. Et nous allons trouver l'égalité dans notre temps libre. Pour commencer, tu prendras les samedis, je prendrai les dimanches, jusqu'à ce que nous trouvions une solution. Jusque-là, je ne suis pas disponible le dimanche. Et je m'en fous que tu appelles ça une "journée spa" ou si tu essaies de me culpabiliser. Cela ne fonctionnera plus. Je ferai ce que je veux. »

« Lorsque nous avons demandé aux femmes ce qu'elles ressentaient à propos de la cinquantaine, les deux mots qui ressortaient le plus étaient "submergée" et "ennui". Cela m'a profondément déprimée, parce que si vous êtes submergée, vous ne devriez pas vous ennuyer ! Nous avons réalisé que les femmes ne se sentaient pas autorisées à être indisponibles, même pour un instant. Les femmes sont simplement conditionnées à anticiper l'inconfort des autres, reprend Eve Rodsky. Une fois que j'ai compris cette distinction, j'ai pu avoir de l'empathie pour l'inconfort des autres sans que cela affecte mes décisions. »

Dans tout ce travail, il est utile d'être honnête avec sa famille et d'avoir des personnes autour de soi prêtes à parler ouvertement de la ménopause, du syndrome du nid vide et de tout ce que cela signifie pour nous. J'ai de la chance à cet égard. Je le dois en grande partie à Billy, un homme avant-gardiste qui avait déjà suivi une longue thérapie avant que je ne le rencontre.

Malheureusement, je sens qu'une grande partie de la population masculine est mal à l'aise ou effrayée par ces sujets. Les sautes d'humeur et la pression particulière de cette période peuvent rendre difficile la compréhension des raisons pour lesquelles nous nous sentons tristes ou perturbées. Les amis ou les partenaires peuvent ne pas réagir de manière utile à des émotions intenses combinées à un manque de clarté. J'ai vu des compagnons de mes amies être sur la défensive de manière contre-productive, ou considérer les défis de leurs partenaires comme des nuisances, ou des problèmes qui ne les concernaient pas du tout.

Une amie m'a raconté : « Steve m'a demandé combien de temps dure la ménopause. Je lui ai demandé pourquoi. Il a répondu : "Je veux savoir quand on pourra éteindre la clim." »

L'un des posts les plus populaires que j'aie jamais partagés sur Instagram était une vidéo de mon amie Ursula répondant à la question de son mari : « On dîne à quelle heure ? » Elle a fait une petite danse hilarante en lui montrant ses deux majeurs. Les réactions à cette vidéo montrent l'exaspération que ressentent tant de femmes lorsqu'elles se retrouvent à devoir gérer une part disproportionnée des tâches ménagères. Alors, comment pouvons-nous plaider en notre faveur ? Et que devrions-nous demander dans une relation ?

La Dr Pressman m'a dit qu'à la cinquantaine, nous devrions nous concentrer non pas nécessairement sur la romance (bien que, selon elle, nous devrions certainement en profiter si l'occasion se présente !), mais plutôt sur la création d'une relation aimante, que ce soit avec un compagnon ou avec un ami : « Les femmes s'épanouissent lorsqu'elles ont au moins une personne dans leur vie qui leur dit avec bienveillance qu'elles ont du brocoli coincé entre les dents. Il ne s'agit pas nécessairement d'un partenaire romantique. »

Il y a beaucoup de recherches qui soutiennent l'idée que la solitude est nocive. L'étude de Harvard sur le développement adulte a montré que les relations profondes sont des facteurs majeurs de qualité de vie et même de longévité.

Aliza Pressman est connue dans le monde de la parentalité pour avoir défini les principes clés qui renforcent la résilience chez les enfants, mais au cours de notre conversation, j'ai réalisé que ces principes s'appliquent également à toutes nos relations intimes. Ses « cinq R » sont relation, réflexion, régulation, réparation et règles. Voici comment elle les a décrits lors d'une récente rencontre :

Relation est exactement ce que cela signifie : se sentir connecté à une autre personne et la voir. La leçon la plus encourageante tirée des recherches sur les relations est qu'il suffit d'une seule personne pour nous aider à développer notre résilience. Il peut s'agir d'un coach, d'un enseignant, d'un ami ou d'un partenaire. La présence de cette seule personne, avec qui vous vous sentez en sécurité, vue et connectée, peut atténuer l'impact du stress toxique. Je pense que le fait que nous puissions accomplir cela simplement en étant en relation est rafraîchissant dans un monde où nous avons si peu de contrôle.

Réflexion consiste à prendre le temps de faire une pause et de faire des choix intentionnels. Nous pouvons le faire en réfléchissant à la manière dont nous avons d'abord ressenti l'amour et à ce que cette expérience signifie pour la façon dont nous voulons donner de l'amour à nos enfants et à nos partenaires, ainsi qu'à la manière dont nous sommes capables de recevoir de l'amour. Lorsque vous réfléchissez de cette manière, vous ne réagissez plus de manière impulsive. Ce changement de perspective nous permet de faire évoluer nos schémas de vie d'une façon qui nous semble juste.

Régulation signifie réguler ses propres émotions et aider les autres à le faire. C'est un mélange entre ne pas exploser contre le serveur qui s'est trompé dans votre commande et être capable de distinguer les menaces réelles des menaces imaginaires. Le cortex préfrontal des enfants n'est pas entièrement développé. Il ne l'est pas avant l'âge de 18 ans, voire plus tard, dans la vingtaine. Avant cet âge, vous devez « emprunter » le système nerveux de quelqu'un de plus mature pour apprendre à vous autoréguler. Les études, en particulier sur les mères et les enfants, montrent que plus la mère est capable de s'autoréguler, plus l'enfant le sera également.

Réparation : elle devient nécessaire parce qu'il est difficile de se réguler tout le temps. Personne ne réussit tout le temps, et si c'était le cas, ce ne serait pas normal ; ce serait même un « desservice » à la relation. Car sans discorde, il n'y a pas de réparation. Et quand vous ne réparez pas, vous n'apprenez pas que la dispute n'est pas la fin du monde. Si la relation se résume uniquement à la discorde, ce n'est évidemment pas sain. Mais quand vous vous déconnectez, vous pouvez revenir à la connexion. Cela peut être aussi simple que de se déconcentrer en regardant son téléphone, puis de revenir ensemble, ou cela peut être après une dispute.

Le cinquième principe est **Règles**. Elles incluent les limites, celles que les femmes ont longtemps hésité à exprimer sans se sentir coupables.

N'est-ce pas génial ? Nous devons avoir une immense compassion pour nous-mêmes et pour nos amis ; c'est pourquoi j'adore particulièrement le principe de la réparation. La ménopause est le moment idéal pour s'appuyer sur nos relations avec nos amis, notre travail, et aussi pour cultiver tout ce qui nous passionne. Mes amies et moi passons constamment des messages sur nos projets futurs.

Nous nous envoyons sans cesse des annonces de maisons à vendre pour un dollar dans des endroits magnifiques, ou des voyages incroyables que nous pourrions faire ensemble, ou des maisons de retraite où nous pourrions passer nos journées à jouer au bingo.

Et nous avons souvent des déjeuners qui commencent par : « Ça vient juste de se passer. Puis-je pleurer un instant avec toi ? » et qui se terminent par : « J'ai passé un super moment avec toi. Au fait, avant que tu ne retournes au travail, tu as quelque chose de coincé entre les dents. »

Comment aborder le sujet de la ménopause avec notre famille :

Idéalement, la santé des femmes devrait être un sujet de conversation régulier, de la même manière que l'on parle de la météo. J'ai beaucoup d'amies qui ont soigneusement caché leurs tampons à leurs enfants, puis, lorsque la puberté de leurs filles est arrivée, cela a appelé une conversation bien plus longue qu'elle ne l'aurait été si elles avaient été exposées à la réalité des menstruations tout au long de leur croissance. De la même manière, il est bon de parler de la ménopause tôt et souvent. Mais pour celles qui commencent tout juste à aborder ce sujet, la Dr Pressman a une suggestion sur la manière d'en parler, non seulement avec vos enfants, mais aussi avec votre partenaire. La clé, dit-elle, est de nommer les choses, afin que personne ne commence à imaginer que la tension est de leur faute plutôt qu'à cause de ce processus naturel.

Comment parler de la ménopause à ses enfants :

Peut-être avez-vous remarqué que j'ai des bouffées de chaleur ou que je suis irritable. Ce sont quelques-uns des changements qui surviennent lorsque je traverse cette transition. Je veux que vous le sachiez, car sinon, vous ne comprendrez pas pourquoi, parfois, je suis mal à l'aise physiquement et parfois je suis très émotive. La bonne nouvelle, c'est que je sais comment prendre soin de moi. Vous n'avez pas à le faire à ma place. Cependant, il est important que vous sachiez ce qui se passe afin que vous n'imaginiez pas qu'il se passe autre chose au-delà de ce processus naturel. Si vous remarquez certains de ces comportements, souvenez-vous que cela n'a rien à voir avec vous. Je travaille dessus, et vous n'avez pas à vous inquiéter ; mon médecin s'occupe de moi.

Et voici un discours à destination des partenaires :

« Reste loin de moi ! » ai-je envie de dire.

Non. Ne dis pas ça. Essaie plutôt cette version d'Aliza Pressman, et sois prête à écouter les questions et les commentaires en réponse :

« Je veux t'expliquer ce qui se passe parce que je veux que nous ayons la meilleure relation possible, et j'aurai besoin de soutien lorsque les choses deviendront difficiles avec nos adolescents ou d'autres personnes, et que je ne pourrai pas gérer. Alors s'il te plaît, aide-moi. Je prends soin de moi mais il y a des choses que nous pouvons faire pour que ce soit plus facile si nous les affrontons ensemble. »

Chapitre 16

OBTENIR LES SOINS MÉDICAUX DONT VOUS AVEZ BESOIN

Quand je suis malade, mon mari m'appelle Winston Churchill, parce que, livrée à moi-même, je persiste. Je ne vais jamais chez le médecin pour un simple rhume. Je vais travailler après seulement deux heures de sommeil. Je suis l'archétype de la personne avec un « flegme britannique », toujours active, même à moitié morte, criant : « Du nerf, bon sang ! »

Grâce à Billy, qui prend bien soin de lui et de moi, j'ai appris à être moins stoïque et plus bienveillante envers mon corps. Nous ne devrions pas essayer de tout surmonter en permanence pour prouver à quel point nous sommes résistantes ou autonomes. Il n'y a pas à « surmonter » la ménopause, ce changement de vie qui affecte tant d'aspects de nos corps et de nos humeurs. Elle demande de l'attention, même si nous la traversons sans trop de difficultés. Comme nous l'avons appris, la périménopause peut durer une décennie, et la période qui suit la ménopause pourrait représenter un tiers ou même la moitié de notre vie !

J'ai commencé à comprendre l'importance de la défense de nos droits médicaux et les souffrances que les femmes endurent lors de mon premier séjour en salle d'accouchement. L'histoire de la naissance de mon premier enfant n'est certainement pas une histoire chaleureuse et douce.

Je l'avais abordée avec de grands espoirs. Une de mes amies proches est ce qu'on appelle une « mère Nature ». Elle a eu son premier bébé au milieu de la vingtaine, à la maison, dans son bain, sans aucun médecin. Puis elle a eu deux autres enfants. Pour son troisième, ils ont dû lui couper son jean parce que le bébé glissait tout seul. Elle était en avance sur toutes les tendances en matière de maternité. Elle a même mangé son propre placenta en omelette !

Quand je suis tombée enceinte, elle jouait le rôle de doula pour mon accouchement à venir et m'a conseillée sur la manière de le faire naturellement. D'après tout ce que j'avais lu, j'étais convaincue qu'un accouchement naturel serait le mieux – au point où cela est devenu presque une obsession. Je pensais : *Je dois le faire de la manière la plus authentique et naturelle possible, comme dans les images et les histoires que nous avons vues et lues. Si je ne peux pas le faire comme ça, alors je vaux moins, d'une certaine manière.* Je devais endurer la douleur, et je ne devais pas accepter que mon corps soit ouvert en deux. Je me prenais la tête constamment.

Mon amie ne me disait pourtant rien de tout cela. Elle essayait simplement de m'aider à éviter des interventions inutiles. C'est moi qui m'imposais toutes ces injonctions.

L'objectif initial était que j'accouche à la maison, mais peu après le début du travail, je ne supportais plus la douleur et mon col n'était pas assez dilaté. Je suis allée à l'hôpital et, aux premières heures du matin, après environ trois heures de travail naturel, j'ai dit : « D'accord, je ne peux pas faire ça, oublions. » J'ai accepté la péridurale.

Mon amie est venue l'après-midi suivant, alors que j'étais enfin presque complètement dilatée. Elle essayait de m'encourager à pousser, mais je ne ressentais plus rien. Tout le monde me disait : « Pousse, pousse, essaie de pousser ! » Moi, je pensais que je poussais tellement fort que ma tête allait exploser, mais apparemment cette sensation n'atteignait pas mes jambes.

Mon amie a commencé à discuter avec le médecin qui avait également accouché son dernier bébé (celui qui était sorti comme une luge dévalant une piste de ski). Elle a dit : « Oh, laissez-lui encore une chance, encore une chance ! » Mais mon bébé était en détresse, et le moniteur devenait fou. Une personne d'autorité a dit : « O.K., tout le monde s'écarte, cette dame va immédiatement sur la civière et au bloc opératoire pour une césarienne d'urgence. »

Comme tu peux l'imaginer, la combinaison d'antalgiques, de Pitocin (l'hormone pour stimuler le travail), d'anxiété et de manque de sommeil n'a pas créé une expérience d'accouchement particulièrement spirituelle. Une fois la césarienne terminée, j'avais des tremblements, et j'avais peur de toucher mon propre bébé et l'impression d'avoir échoué.

En post-partum, j'ai eu des sentiments résiduels d'inadéquation. Je ne savais pas comment naviguer dans les semaines à venir. Puis il y a eu l'exode massif des hormones. Et en voyant cette grande cicatrice sur mon corps, j'ai commencé à pleurer.

Je n'oublierai jamais comment, à la maternité, les femmes regardaient leurs corps, brutalement marqués par l'accouchement ou la chirurgie, tout en prenant des notes sur comment allaiter et en restant souriantes pendant les visites de leurs proches. Toutes les femmes dans cette salle avaient l'air abasourdies, avec leur lait qui arrivait (ou pas), en se disant : *Oh, mon Dieu, mon corps ! Que s'est-il passé ?* Parfois, l'une d'entre nous se mettait à pleurer sans vraiment savoir pourquoi – ce qui montre à quel point les hormones sont de puissantes forces. Rien dans ma vie n'a jamais été aussi extraordinaire que l'expérience de donner la vie.

Je pense qu'il est utile de voir les changements dus à la ménopause comme faisant partie d'une grande question : comment prendre soin de soi en tant que femme. La Dr Mary Claire Haver m'a conseillé de « voir la santé et les soins comme une boîte à outils, englobant la nutrition, l'activité physique, la gestion du stress, l'optimisation du sommeil, les options médicamenteuses et le soutien communautaire. Profiter des moments présents et des relations. Reconnaître les défis inévitables de la vie, y compris les pertes familiales et les catastrophes naturelles. Au milieu de tout ce qui doit être équilibré, prioriser le soin de soi pour la santé mentale, émotionnelle et physique. La ménopause est inévitable, et la préparation est essentielle. »

Il faut être prête à être vue comme autoritaire pour traverser cette période de manière confortable. Le corps des femmes traverse beaucoup d'épreuves, donc si nous nous plaignons d'inconfort, c'est un signe que quelqu'un doit s'occuper de nous au lieu de simplement hausser les épaules. Défendre ses besoins peut être difficile, surtout lorsqu'on a été conditionnée toute sa vie à supporter en silence et à être agréable. De plus, les visites chez le médecin sont stressantes ! Je ne peux pas te dire combien de femmes à qui j'ai parlé m'ont dit qu'elles arrivaient à leur rendez-vous annuel, prêtes à obtenir enfin de l'aide, et au moment où elles sont sur la table d'examen, elles oublient toutes les questions qu'elles avaient, même si ce n'est qu'une seule question : « J'ai lu des choses sur le THS (traitement hormonal substitutif). Pourrions-nous en discuter ? »

« Vous penseriez que dire “J'aimerais en discuter” ne serait pas difficile, mais bien sûr que ça l'est, m'a confié Carol Tavris. L'histoire des femmes et de la ménopause est celle dont vous ne parliez pas. Cela vous faisait vous sentir vieille. Il y avait une stigmatisation associée. Vous pouviez peut-être en parler à vos amies, ou raconter des histoires drôles sur vos horribles bouffées de chaleur, mais vous ne cherchiez pas d'informations. Aujourd'hui, les femmes sont plus ouvertes et plus exigeantes. Elles veulent des réponses et des informations et n'ont plus honte de traverser la ménopause. Et comme les femmes apprennent qu'elles ont été mal informées au sujet des hormones, elles se mettent en colère. Avrum et moi recevons des messages comme ceux-ci tous les jours : “Je suis tellement en colère d'avoir arrêté le THS pendant dix ans.” “Je suis tellement en colère que mon médecin refuse de me prescrire des hormones.” “Je suis tellement en colère que mon médecin ne m'écoute pas.” Donc le message le plus important pour les femmes qui traversent la ménopause aujourd'hui est le suivant : exigez que vous et votre médecin formiez un partenariat.

C'est votre corps, votre santé, votre bien-être et vos symptômes. Vous avez droit aux meilleures informations et aux meilleures pratiques médicales. »

Alors que les femmes sont plus impliquées auprès de leurs équipes médicales, les médecins sont poussés à être plus proactifs dans le traitement. Je suis heureuse de voir que les choses ont changé pour le mieux, même depuis mon expérience frustrante avec les médecins lors des premiers stades de ma ménopause.

La Dr Suzanne Gilberg-Lenz m'a dit qu'elle avait assisté à un changement dans la façon dont les femmes abordent leur santé à ce moment-là : « Un grand nombre de femmes plus jeunes viennent me voir, ce qui est génial. Elles viennent en disant : "Je veux prendre ça en main." »

Il y a déjà beaucoup de problèmes de santé à surveiller vers cinquante ans. Selon l'AARP[40], certains des problèmes les plus courants dans la cinquantaine sont l'hypertension, l'hypercholestérolémie, l'arthrite, l'ostéoporose, le cancer, l'anxiété et la dépression[41].

L'American Cancer Society recommande que les femmes à risque moyen de cancer du côlon passent un dépistage tous les dix ans à partir de quarante-cinq ans. Et les Centres pour le contrôle et la prévention des maladies[42] suggèrent de se faire vacciner contre le zona en deux doses à quelques mois d'intervalle après cinquante ans. J'aurais aimé l'avoir fait, car j'ai récemment eu un zona. Heureusement, je l'ai détecté tôt et, avec des médicaments, cela a guéri rapidement.

Surveiller l'ostéoporose est également crucial. Surtout si vos parents étaient fragiles et ont fait des chutes, il vaut la peine de passer une ostéodensitométrie pour examiner la composition de vos os, de vos graisses et de vos muscles.

40. American Association of Retired Persons, association américaine des personnes à la retraite.
41. Rachel Nania, "7 Common Health Problems That Can Strike After 50," *AARP*, 2021, 18 Mai.
42. L'équivalent de Santé publique France.

Vous vous allongez sur une table plate et une machine passe au-dessus de vous pour prendre des radiographies. Cela prend environ douze minutes. C'est quelque chose que je prévois de faire, même si je déteste les IRM depuis que j'en ai eu pour mes migraines. Elles me rendent anxieuse ! Mais je prévois de la faire ainsi qu'un scan cérébral après avoir lu les recherches de la Dr Lisa Mosconi.

Il est important pour nous d'avoir les informations nécessaires pour savoir ce dont nous devons nous préoccuper ou pas. Les maladies cardiaques sont la principale cause de décès chez les femmes[43], et pourtant nous avons tendance à nous inquiéter davantage du cancer, car le cancer du sein semble plus effrayant et est plus médiatisé. La bonne nouvelle, selon Avrum Bluming, est que « parmi les milliers de femmes qui développent une forme quelconque de cancer du sein, environ 90 % sont en rémission après cinq ans, et pour celles dont le cancer du sein initial était localisé – ce qui est la majorité des cas –, 98 % sont en rémission après cinq ans.

Surtout pour les femmes ayant des antécédents de cancer, une douleur profonde lors des rapports sexuels – pas une douleur au niveau de l'ouverture, mais une douleur profonde – est un symptôme qui ne doit pas être ignoré. Les saignements après la ménopause sont également à ne pas négliger. Ces deux symptômes doivent être évalués avec une échographie transvaginale et peut-être une biopsie de l'endomètre. »

Quand j'ai eu des saignements après la ménopause, on m'a dit que dans la grande majorité des cas, la cause s'avérerait mineure et traitable, mais que j'avais bien fait d'en parler, car ils peuvent être des signes de cancer de l'utérus.

---

43. "About Women and Heart Disease," *CDC*, 2024, 15 Mai.

Obéissante, je suis allée passer mon échographie et ma biopsie. L'échographie a révélé un épaississement de la paroi utérine, mais rien d'alarmant. Le médecin m'a dit que les saignements étaient probablement dus au fait que j'avais récemment modifié mon dosage d'œstrogène, étant passée de la pilule au gel. Et finalement, les saignements se sont arrêtés. J'étais soulagée d'avoir fait examiner cela et que mes préoccupations avaient été prises au sérieux.

La Dr Sharon Malone a déclaré : « J'ai bon espoir que la prochaine génération de femmes sera moins tolérante quant au vide médical qui entoure leur santé et sera prête à crier, et non à murmurer : “Nous n'accepterons plus cela. Il va falloir que vous trouviez une solution.” C'est la raison pour laquelle je milite aujourd'hui. Je veux qu'un mouvement populaire surgisse pour que les femmes apprennent à se défendre elles-mêmes. Je veux juste que les femmes comprennent quelles sont leurs options et comment les exercer. Je veux qu'elles aient les meilleures informations scientifiques pour pouvoir prendre les décisions qui leur conviennent. C'est tout ce que je demande. Et je sais que lorsque les femmes ont de bonnes informations, elles sont tout à fait capables de faire de bons choix. »

Je dirais qu'il n'est pas facile de trouver le bon médecin, surtout avec les limites des assurances et des disponibilités, mais une fois que vous avez trouvé un médecin avec lequel vous pouvez avoir une véritable conversation, le changement est radical.

Un script pour parler à votre médecin :

La Dr Somi Javaid m'a dit : « Tant de gens me demandent : “Comment faire pour que mon médecin m'écoute ?” Voici ce que je leur réponds : “La plupart des médecins, y compris moi-même, abordent leur travail avec les meilleures intentions. Mais nous travaillons au sein d'un système de santé parfois défaillant.”

Un clinicien est censé accomplir en une journée de huit heures ce qui prend en réalité à un être humain plus de vingt-sept heures à réaliser. Donc, quand les gens disent : “Pourquoi mon médecin ne m'a-t-il pas rappelé ? Pourquoi n'ont-ils pas regardé les analyses ? Pourquoi ne peuvent-ils pas simplement le faire par téléphone ? Pourquoi n'ont-ils pas appelé mon oncologue ?” Rappelez-vous qu'ils voient des patients toutes les sept à quinze minutes.

Lors d'une consultation pour gynécologie, nous devons aussi vous laisser vous déshabiller, essayer de sortir de la pièce pour vous donner un peu d'intimité, vous examiner, puis entrer les informations de votre dossier dans l'ordinateur et envoyer des ordres. C'est une tâche impossible. Nous nous sommes mis dans une situation d'échec. C'est pourquoi il y a de moins en moins de médecins.

Nous allons manquer de gynécologues-obstétriciens alors même que nous avons un nombre record de femmes entrant dans la ménopause. Voici ce que je conseille aux patientes : “Votre médecin actuel peut ne pas être formé ou ne pas être dans un système qui lui permet de pratiquer la médecine comme il le souhaiterait. Vous devez aller voir quelqu'un qui a l'expertise et le temps.” »

Une façon de trouver un praticien spécialisé dans la ménopause, en plus de demander à votre médecin généraliste, est d'aller sur le blog lamenopause.fr.

Une fois que vous avez un médecin à l'écoute, c'est le moment de défendre vos intérêts. Et je sais que vous entendez souvent “Soyez votre propre avocate”, mais c'est plus facile à dire qu'à faire. Vous avez entendu mon histoire dans ce livre. J'ai bien fait certaines choses, et beaucoup d'autres de travers. Mais j'ai finalement appris comment faire valoir mes besoins en me présentant préparée. Voici ce que j'ai appris sur la façon de parler aux médecins : ne perdez pas de temps. Arrivez préparée avec des informations sur votre corps et avec des questions.

Voici quelques éléments à noter avant de voir le médecin :

1. Comment ça se passe « là-bas en bas » ?

Si vos règles se sont arrêtées, notez tout changement concernant les pertes, l'humidité, l'odeur ou la sensation. Si vous avez encore vos règles, faites-le aussi, et suivez également vos cycles menstruels dans les mois précédant votre examen annuel *via* une application ou sur votre calendrier. Imprimez ce document pour l'avoir avec vous.

La Dr Kelly Casperson conseille de vous poser la question : « Remarquez-vous, environ dix jours après, un mini-syndrome prémenstruel (SPM) à l'ovulation ? Ou vos SPM duraient-ils deux jours et maintenant c'est quatorze jours ? Ou bien vous avez un cycle de soixante jours et l'impression d'avoir un SPM pendant quarante jours ? »

Idéalement, vous avez remarqué des schémas que vous pouvez partager : « Je pleure toute la journée la veille de mes règles. » « Je casse des choses la semaine avant mes règles. » « Mes dernières règles étaient en avril. Depuis, je n'ai eu que quelques jours de légers saignements. »

2. Avez-vous reçu de nouveaux résultats de tests ?

Notez la date de votre dernière mammographie et de votre dernier frottis, et ayez à portée de main tout résultat d'analyse sanguine dont vous souhaitez discuter.

3. Inconfort ou symptômes curieux ?

Parlez de tous les symptômes que vous avez, même si vous n'êtes pas sûre qu'ils soient d'ordre gynécologique. Avez-vous des sueurs nocturnes, des maux de tête, des ballonnements, des sautes d'humeur, la peau sèche… ?

4. Santé sexuelle

Décrivez tous les soucis sexuels que vous pourriez avoir. Avez-vous des douleurs pendant les rapports ? Une libido plus élevée ou plus faible que vous ne le souhaitez ?

5. Contraception

Quelle contraception utilisez-vous si vous êtes sexuellement active et que vous avez encore vos règles ? Oui, la fertilité diminue considérablement après trente-cinq ans, et les chances d'une grossesse naturelle dans la quarantaine sont faibles, mais elles ne sont pas nulles.

6. Régime alimentaire et médicaments

Listez tous les vitamines, suppléments et médicaments que vous prenez, et discutez de ceux que vous aimeriez peut-être arrêter, changer ou ajouter. Si vous souhaitez plus d'informations sur le THS, dites : « J'ai lu des choses sur l'hormonothérapie et j'aimerais savoir si vous pensez que cela pourrait m'aider avec tel ou tel symptôme. »

Red flags

Enfin, voici quelques signes indiquant que vous pourriez avoir besoin de trouver un nouveau médecin :

1. Ils ne vous accordent même pas les dix minutes nécessaires pour vous écouter.
2. Ils vous traitent de manière désinvolte ou vous demandent de prouver que vous souffrez suffisamment pour mériter un traitement.
3. Ils disent que les hormones sont dangereuses.

Chapitre 17

PLUS PRÈS DU BONHEUR

« Il y a des années qui posent des questions et des années qui apportent des réponses », disait Zora Neale Hurston. Mes amis et moi avons tous eu des années de confiance et des années de détresse, des années où nous étions sûrs de nos chemins et des années où nous n'avions aucune idée de ce que nous faisions.

La cinquantaine peut être une période très difficile. Beaucoup d'entre nous perdent des parents, font face à des problèmes avec leurs enfants, ou ont des difficultés dans leurs relations (ou en solitaire). Tout cela est déjà suffisamment compliqué sans être en plus assailli par des symptômes physiques et émotionnels. J'espère que ce livre pourra aider quiconque essaie de comprendre cette période et d'en faire une libération plutôt qu'une épreuve. Pendant la ménopause, tant de choses sont devenues plus claires pour moi, en ce qui concerne mes priorités et mes objectifs. J'ai la chance d'avoir encore deux grands-mères en vie. L'une a 101 ans et l'autre 98. Donc, si Dieu le veut, je pourrais encore être à peine à la moitié de ma vie ; il me reste encore tellement à profiter. Croisons les doigts !

« On ressent un fort sentiment d'apaisement quand on passe de l'autre côté, en sachant que les symptômes se sont calmés, m'a dit Mariella Frostrup quand je lui ai demandé ce à quoi nous pouvions nous attendre. Ça, et être entourée de femmes avec qui vous avez des années et des années d'histoire en commun. Les amitiés féminines deviennent vraiment un superpouvoir à cet âge. Partageons ce savoir avec nos filles pour qu'elles grandissent en valorisant ces amitiés. »

Elle a tellement raison. Dans les moments partagés avec mes amies proches, je ressens un amour incroyable. Il n'y a rien de plus puissant et réel que ces femmes avec qui j'ai grandi, avec qui j'ai partagé des choses, pleuré pendant deux, trois, voire quatre décennies. Je suis si fière de mes amitiés, de la façon dont nous avons tenu bon malgré les pressions du travail, de la famille et de la santé de nos parents. Ces amitiés m'ont aidée à ouvrir mon cœur. Je sais que je n'en étais pas capable plus tôt dans ma vie.

Chip Conley m'a dit : « La recherche sur la courbe en U du bonheur montre que le point bas de la satisfaction de vie chez les adultes se situe entre quarante-cinq et cinquante ans[44]. Il y a toutes sortes de raisons à cela – la déception par rapport à ce qui n'a pas été accompli, trop d'obligations à cause de la génération "sandwich", les problèmes de santé qui commencent à apparaître. Mais voici la bonne nouvelle. La courbe en U montre que les gens deviennent de plus en plus heureux à chaque décennie après cinquante ans. Et des recherches de Becca Levy, à Yale, ont montré que lorsque nous changeons notre état d'esprit sur le vieillissement, de négatif à positif, nous gagnons 7,5 années de vie[45]. Alors, peut-être que la cinquantaine est un cocon – une période de transformation, comme la mue de la chenille au papillon –, pas une crise mais un éveil. »

« C'est le moment de nos vies où il faut imaginer ce qui nous survivra, ajoute Chip Conley, le caractère de nos enfants, ces mémoires que vous avez écrits, la personne que vous avez mentorée et qui parlera à notre éloge funèbre, ce petit parc pour chiens qui existe dans notre quartier parce que nous avons aidé à le créer. Notre héritage est moins lié au fait d'avoir notre nom sur un bâtiment et davantage au fait d'avoir laissé notre empreinte sur les cœurs des personnes que nous avons touchées et influencées. »

---

44. Nancy L. Galambos, Harvey J. Krahn, Matthew D. Johnson, Margie E. Lachman, "The U Shape of Happiness Across the Life Course: Expanding the Discussion," *Perspectives on Psychological Science,* 2020, Juillet, p. 898-912.
45. Caroline Ceniza-Levine, "This Action Can Add 7.5 Years To Your Life Expectancy – 3 Ways To Add Career Longevity To Match," *Forbes*, 2022, Juillet.

Dans cet esprit pro-âge, pour mes cinquante ans, je me suis offert une grande fête. Mon sentiment est que, sachant que le temps se raccourcit, il faut continuer à créer de bons souvenirs. Quand vous savez que la fenêtre devant vous devient de plus en plus petite, pourquoi ne pas saisir le moment et faire tout ce que vous pouvez pour rendre le reste brillant ? Nous étions quarante-cinq – ma famille, des amis de trente ans, et aussi de nouveaux amis. Nous avons dégusté des repas incroyables et écouté une musique magnifique.

Certains invités étaient des amis que j'ai rencontrés quand nos enfants étaient tout petits. N'est-il pas intéressant que nous nous rapprochions de nos meilleurs amis lors de moments importants, comme lorsque les enfants sont en maternelle ou avant, lorsqu'on a besoin de soutien et de témoignages similaires au notre ? Ils font leur nuit ? Que fais-tu pour la garde d'enfants ? Tu allaites encore ?

Peut-être que les femmes se retrouvent toujours lorsqu'il y a un point de besoin, quand nous avons envie d'une communauté pour nous soutenir dans des moments nouveaux et difficiles. Je me suis fait aussi beaucoup de nouvelles amies pendant ces années de ménopause, malgré le fait que je pensais ne plus pouvoir ajouter de personnes à ma liste d'amies proches.

Une des plus poétiques m'a dit qu'elle pense que la peur de la société envers les femmes ménopausées est en réalité une peur des « femmes qui ne sont plus malléables, qui ne se soucient plus du jugement des autres, qui se réapproprient elles-mêmes ».

Une autre a ajouté : « La ménopause pourrait bien être une "puberté inversée", mais l'espoir est qu'à ce stade, il y ait une certaine compréhension de nos humeurs comme une conséquence bienvenue de l'expérience de la vie. »

J'ai remarqué que même la façon dont les femmes de mon âge marchent dans la rue est différente. À vingt ans, beaucoup d'entre nous craignaient les prédateurs et se sentaient comme des proies. Lorsque vous êtes trop consciente du regard des autres, vous réduisez votre corps et n'occupez pas l'espace de la même manière. Maintenant, mes amies et moi marchons avec confiance et sans autocensure. Peut-être sommes-nous devenues les prédateurs ?

L'activiste et autrice Jodie Patterson a expliqué qu'un mauvais mariage l'empêchait de voir à quel point sa santé affectait sa manière d'être dans le monde, mais que cela a changé : « Je sais maintenant que la ménopause est un facteur énorme dans ma façon de vivre et d'interagir avec les autres. Les chiffres ne mentent pas : une femme sur trois, âgée de quarante-cinq à cinquante-quatre ans, a été mal diagnostiquée pendant la ménopause[46]. Les femmes noires atteignent la ménopause huit mois et demi plus tôt que les femmes blanches, souffrent de pires symptômes, mais sont moins susceptibles de recevoir un traitement[47]. La question que je me pose maintenant est : Et si les femmes devenaient enfin libres ? Libres de la désinformation. Libres de la honte corporelle et de la culpabilité. Libres de l'invisibilité... J'aime cette phase de ma vie. J'ai trouvé des médecins qui prennent soin de moi et qui se spécialisent dans ce que je traverse. Je dors plus, je mange différemment, je prends de l'œstrogène, de la progestérone et de la testostérone. J'écoute mon corps et j'ajuste constamment mes habitudes pour m'adapter à mes fluctuations constantes. Je suis devenue meilleure, pas amère. »

Les choses changent. Les gens partagent davantage. La stigmatisation autour de la ménopause disparaît. Je crois que nous sommes la dernière génération à être si dépourvue d'informations. J'espère que notre lutte a apporté un

46. Jessie Van Amburg, "Nearly 1 in 3 Women Have Had Their Menopause Symptoms Misdiagnosed", compte-rendu de l'enquête menée par l'organisme The Harris Poll pour le compte de l'organisme Kindra, 2023, Juillet.
47. S.D. Harlow *et al.*, "Disparities in Reproductive Aging and Midlife Health between Black and White women: The Study of Women's Health Across the Nation (SWAN)." *Women's Midlife Health* 8, 3 (2022).

changement significatif afin que nos filles aient un parcours plus facile.

La Dr Mary Claire Haver m'a confié : « Certaines des meilleures recherches actuelles portent sur les moyens de prolonger la vie des ovaires, car ils vieillissent deux fois plus vite que tout autre organe de notre corps. Nous manquons d'ovules vers cinquante ans ou cinquante et un ans[48], et nous sommes ensuite forcées de vivre le reste de notre vie sans le bénéfice de nos hormones sexuelles. Faire semblant de croire que cela n'aura pas un impact dramatique sur notre santé et notre vie est vraiment absurde. »

Depuis cette fête pour mes cinquante ans, mes amies et moi avons accepté que nous sommes maintenant des femmes plus âgées, et pour beaucoup d'entre nous, être à cet âge est en réalité bien mieux que ce que nous avions imaginé. Certes, c'est mieux à bien des égards que tous les âges jusqu'à présent. Profitons-en !

Certaines d'entre vous sont peut-être en plein dedans en ce moment. J'entends aussi de plus en plus de jeunes qui ne sont pas encore arrivées à ce stade, mais qui essaient de s'y préparer. J'aimerais leur dire que les meilleures choses à faire pour se préparer sont ce que j'appelle les cinq « T » :

- **Tuteurs :** Trouvez des personnes de confiance (médecins ou amis).
- **Temps :** Restez au courant des choses, mais ne laissez pas la peur vous conduire.
- **Tendresse :** Soyez bienveillante envers vous-même et les autres.
- **Tribu :** Entourez-vous d'une grande communauté.
- **Truisme :** Cherchez la vérité chez les autres et vivez en étant fidèle à vous-même.

---

48. Emily Mullin, "The Secrets of Aging Are Hidden in Your Ovaries," *Wired*, 2023, Mai.

À la vingtaine, vous vous sentez invincible – sauf dans les moments où vous vous sentez entièrement vulnérable. À la trentaine, vous êtes pressée – que fais-je, où va ma carrière, qui est mon partenaire, vais-je avoir des enfants ? À la quarantaine, vous commencez à avoir l'impression de maîtriser les choses, mais vous devez être présente pour tout le monde, tout le temps. Et puis, à la cinquantaine, tout d'un coup, vous réalisez que tout va… peut-être bien ? Ou vraiment bien. Ou au moins, que ça ira un jour. « J'en suis venue à comprendre que l'égoïsme facilité par la réduction des responsabilités domestiques et familiales, à maturité, peut devenir un superpouvoir si vous investissez dans le soin de soi », explique Mariella Frostrup.

Oui, il y a des défis. Par exemple, rien ne me fait sentir plus vieille que la technologie. À chaque mise à jour de logiciel sur mon ordinateur ou mon téléphone, je pleure pendant trois jours. Mais quand je repense à quel point je me sentais inutile quand on m'a dit que j'approchais de la ménopause, je ne reconnais pas cette femme terrifiée. J'ai pardonné à mon corps. Et j'ai fait la paix avec le fait de devoir compter sur mes enfants pour m'expliquer les mèmes et les tendances. Je me surprends à regarder en arrière et à me demander : *Mais qu'est-ce que je faisais ? Pourquoi ai-je gaspillé tout ce temps à m'inquiéter de ce que les autres pensaient ?* J'ai juré de faire ce qui me semble juste, et d'assumer mes compétences sans m'excuser pour le temps qu'il me reste. Encore une fois, Bobbi Brown a été une source d'inspiration pour moi. Elle a dit qu'une fois que vous atteignez la soixantaine, vous voulez simplement tout essayer, parce que pourquoi pas ? Le bon côté du vieillissement est que vous apprenez ce qui n'a plus d'importance. Avant, je stressais lorsque mes pantalons étaient serrés ou quand je ne dormais pas la veille. Maintenant, je m'adapte. Personne ne sait que je suis mal à l'aise, alors pourquoi y penser ? Je vais juste boire plus d'eau et laisser passer ma journée, et je me sentirai mieux demain.

« À cet âge, vous pouvez apprécier ce que vous avez créé, et regarder votre visage non pas en pensant "Oh, je ne ressemble plus à ça", mais "Voici qui je suis maintenant." Si vous restez souple, forte et en bonne santé, vous avez encore beaucoup à vivre. Mais cela demande de prendre soin de soi et d'être bienveillante envers vous-même. »

Je suis d'accord. Je veux continuer à accumuler les bonnes expériences, en embrassant tout ce que je peux. J'ai trouvé tant de sens à m'entourer de femmes qui exigent la vérité, qui partagent également leurs vérités. Les amitiés avec une histoire, au cours desquelles nous avons toutes vécu des hauts et des bas extrêmes ensemble. Ce sont les relations sur lesquelles je compte. Apprendre à se connaître prend énormément de temps et de travail. Accepter qui je suis, être capable d'être vulnérable dans mes relations m'ont rendue une meilleure partenaire et amie que je ne l'aurais jamais été à vingt ou trente ans. Je n'ai plus de temps pour les jeux ou les stratégies. Je pense que la plupart des femmes de mon âge ressentent la même chose. Il n'y a plus de place pour les bêtises. Ne vous emprisonnez pas. La ménopause peut être l'âge de la libération pour les femmes. Si vous avez eu des enfants, ils vont probablement bientôt quitter la maison ou sont déjà partis. Idéalement, vous vous sentez bien dans votre relation, ou vous avez trouvé la force de partir et trouvé la paix de l'autre côté du divorce. Peut-être que vous avez trouvé quelqu'un que vous aimez, ou vous avez appris à être heureuse seule. Certaines des femmes les plus heureuses que je connais sont célibataires dans la cinquantaine et si contentes de pouvoir faire ce qu'elles veulent, quand elles le veulent, sans avoir à demander l'accord de quelqu'un d'autre.

Il existe de nombreuses ressources que vous pouvez utiliser en thérapie ou en ligne pour interroger vos valeurs – par exemple, le service, la santé physique, l'authenticité – et explorer si vous vivez en accord avec elles. Une amie ne jure que par les questionnaires sur les valeurs de Richard

Leider, que vous pouvez trouver en ligne. Si vous commencez à explorer ce terrain, vous trouverez un grand nombre de guides potentiels et tellement d'exercices pour vous poser des questions sur vos priorités.

Dans son livre *Find your Unicorn Space*[49], Eve Rodsky encourage les femmes à trouver des activités en dehors de leurs rôles de partenaires, parents et professionnelles, qui les enthousiasment. « Les plus vieux outils du patriarcat consistent à contrôler la façon dont les femmes utilisent leur temps. Nous sommes devenues complices de notre propre oppression d'une certaine manière, où nous avons l'impression que tout notre temps doit être consacré à être de bonnes partenaires, de bonnes mères et de bonnes professionnelles. Quand je demande : "Qu'en est-il de votre temps libre ?" Je constate que ce n'est même pas dans le vocabulaire d'une femme d'âge mûr. » Les femmes à qui elle a parlé se sentaient coupables de prendre même une heure pour elles-mêmes.

Comment sortir du cycle parent, partenaire, vie professionnelle ? Rodsky pense qu'il existe trois principes qui nous permettent de nous intéresser constamment à nos propres vies : la curiosité fondée sur nos valeurs, le partage de soi avec les autres et l'accomplissement (ce qui signifie terminer quelque chose pour ne pas vivre dans un « cimetière de rêves non réalisés »).

Les années du nid vide peuvent nous permettre enfin d'avoir le temps de poursuivre des passions et des loisirs avec plus de concentration, que cela signifie lire les cartes de tarot, devenir la généalogiste de la famille ou se mettre à la poterie. Selon Eve Rodsky, la clé est de se concentrer sur vos grandes valeurs, puis de trouver des activités qui s'alignent avec elles. Mamy Watts, qui joue aux cartes et au bingo avec un petit verre de sherry chaque soir, semble bien s'amuser dans sa maison de retraite.

---

49. Non traduit en français.

Bobbi Brown m'a dit : « Un jour, il y a quelques années, je me sentais mal parce que tout le monde avait un passe-temps. Ils jouaient au golf, au tennis, allaient voir des pièces de théâtre, organisaient des déjeuners mondains. Tout ce que j'aimais faire, moi, c'était travailler. Et puis je me suis arrêtée. Je me suis dit : *D'accord, Bobbi. Ferme les yeux. Qu'est-ce que tu aimerais faire ?* J'ai toujours été celle qui, lors de n'importe quel Bar Mitzvah ou mariage, se trouve sur la piste de danse, et après un cocktail, je ne m'arrête plus. Alors, j'ai trouvé un professeur de hip-hop. J'adore ça. »

Je me suis rendu compte que j'étais comme Bobbi Brown avant qu'elle ne se mette à danser. Ma vie était le travail et la famille, et souvent, j'avais du temps libre lors des conférences de presse où je me demandais si je devais faire quelque chose pour mes rides. Eve Rodsky m'a poussée à identifier ce qui compte pour moi, au-delà de la famille, des amis et de la santé.

J'ai répondu : « L'authenticité, la curiosité et l'échange. »

Elle a dit : « Trouvez un partenaire de responsabilité ou un partenaire de réussite et dites-vous : "Ai-je eu l'occasion de me sentir curieuse cette semaine ? Si oui, ai-je pratiqué la communauté cette semaine ? Me suis-je décrite comme étant la mère de Zach ou ai-je été authentiquement moi-même ? Ai-je eu la chance de ressentir une véritable connexion cette semaine ?" »

Peut-être que vous êtes désormais familiarisée avec le deuil, mais idéalement, vous avez trouvé une communauté pour vous aider à traverser ces moments intenses. Vous n'avez probablement plus la même frénésie d'accomplissement que vous aviez lorsque vous étiez jeune et que vous ne saviez pas encore ce qui vous attendait. Le meilleur dans tout cela, c'est que vous êtes tombée plusieurs fois, mais à ce stade de votre vie, vous êtes plus humble et plus en phase avec vos propres dons et limites. Vous savez que les choses s'améliorent.

J'ai passé tellement de temps à penser que je n'étais pas assez intelligente. J'ai tout appris par l'expérience cumulative, et j'ai finalement compris que la véritable éducation ne vient pas seulement de l'Ivy League[50]. Elle vient de ces innombrables chutes et de la capacité à se relever un million de fois.

S'approprier qui l'on est vient de l'expérience, du temps passé à vivre. J'y travaille encore. Mais je vais arrêter de m'excuser. J'en ai fini de m'inquiéter, d'essayer de me faire plus petite ou de laisser l'insécurité me freiner. J'ai trop de choses à faire. Et trop de choses à apprécier. Il y a de la liberté de l'autre côté des turbulences physiques et des défis à l'estime de soi.

La Dr Jen Gunter est partisane de l'« hypothèse de la grand-mère », l'idée selon laquelle l'évolution a permis aux femmes de survivre bien au-delà de leur fertilité, car elles étaient extrêmement utiles à la communauté, et en particulier à leurs propres enfants en âge de procréer. Elle m'a confié : « En école de médecine, on m'a enseigné que la ménopause était une maladie. Mais l'hypothèse de la grand-mère suggère que les femmes ont une vie post-reproductive incroyablement précieuse. Toute personne qui a eu un jeune enfant et une paire de mains aidantes peut témoigner de la valeur d'avoir quelqu'un à ses côtés qui sait comment faire. Des recherches montrent que lorsqu'une mère vit près de ses enfants, ces derniers sont plus susceptibles d'avoir davantage d'enfants. »

Certaines femmes ménopausées trouveront un sens à prendre soin de leurs familles, d'autres à créer des entreprises, voyager à travers le monde ou encadrer des jeunes. Tant de femmes ont travaillé toute leur vie et sont maintenant à des postes de direction.

Chaque femme devra comprendre ce que cette transition signifie pour elle. J'ai commencé à me demander : *Et si le but de la ménopause était de rompre avec mon ancienne moi ?* C'est une transition – il faut laisser derrière soi la personne que l'on

50. Les plus prestigieuses universités américaines.

était –, celle que le monde considérait comme jeune, celle qui pouvait peut-être encore tomber enceinte, celle qui avait bien plus de temps devant elle que derrière. Cela ne sera peut-être pas facile, mais il faut accepter cette nouvelle personne, notre moi présent.

Carol Tavris m'a dit que l'anthropologue Margaret Mead, au lieu de déplorer le « changement de vie » comme une fin, célébrait ce qu'elle appelait « le zeste ménopausique »[51] – un renouvellement d'énergie et d'opportunités que de nombreuses femmes en post-ménopause connaissent. Les femmes dont les enfants sont adultes, dont la vie se passe bien et qui sont en bonne santé, soutenait-elle, trouveront les années post-ménopause comme un moment pour expérimenter, explorer et élargir leurs horizons sans être alourdies par les exigences de la jeunesse et de la beauté.

La Dr Tavris est d'accord : « En supposant qu'une femme ne souffre pas de symptômes de la ménopause qui nuisent à sa qualité de vie, les années après la ménopause peuvent absolument devenir un moment pour se tourner vers l'extérieur. Alors, soignez ces symptômes et sortez de là ! Les femmes peuvent utiliser leur immense énergie et leur potentiel pour tirer le meilleur parti de leur propre vie et de celle des autres. »

Nous avons coché les cases. Certaines d'entre nous n'ont pas coché toutes celles qu'elles voulaient et prévoyaient, mais peut-être avons-nous atteint un point de paix avec ce que nous avons. Je crois que cela vient avec le temps, et c'est une bonne sensation d'arriver à ce point. J'aurais échangé volontiers le chaos de mes vingt et trente ans pour la vie que je mène à cinquante. Je suis plus intrépide et plus présente. Merci de m'avoir accompagnée dans ce voyage vers un âge de joie, de plaisir et de sens. Et s'il vous plaît, prenez soin de vous – et rappelez-vous, vous l'avez mérité !

---

51. Nancy C. Lutkehaus, *Margaret Mead: The Making of an American Icon, Princeton, N.J.: Princeton University Press*, 2008, p. 72.

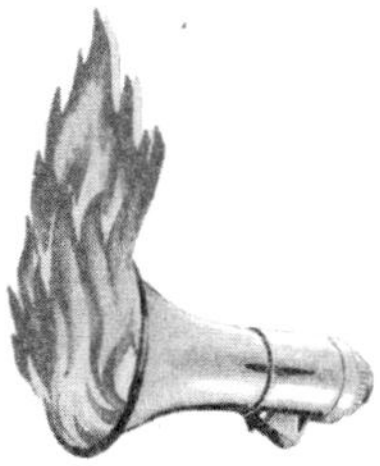

REMERCIEMENTS

Tout d'abord, merci à mes grands-mères – preuve de la vie épanouissante qu'il nous reste à vivre après la cinquantaine – pour toutes les histoires inspirantes qu'elles m'ont racontées au fil des ans.

J'ai la chance d'avoir tant de personnes formidables à mes côtés, notamment ma merveilleuse agente littéraire, Cait Hoyt. Je tiens également à remercier mon manager, Jason Weinberg ; mon complice, Jason De Beer ; et mon assistant, Daniel Krane – qui en savent désormais bien plus qu'ils n'auraient jamais imaginé sur la ménopause !

Je suis reconnaissante envers mon équipe qui m'a aidée à me connecter avec la bonne maison d'édition et le bon collaborateur. Merci à Ada Calhoun pour les heures infinies, l'attention aux détails et la capacité à capturer ma voix tout en me faisant paraître mille fois mieux.

Et merci à mon incroyable éditrice, Gillian Blake, pour son dévouement et son travail acharné, ainsi qu'à toute l'équipe de Crown. Travailler avec chacun, de Chris Brand, le designer qui a exécuté mes idées de couverture de manière magnifique, aux correcteurs Terry Deal et Susan M. Brown, et à l'assistante éditoriale Amy Li, a été un plaisir. Merci également à nos attentives relectrices, Rachel Stone et Hilary McClellen.

Merci à l'équipe de médecins qui ont pris le temps de me répondre, car ils se soucient profondément de nous et partagent le même objectif que moi : voir cette communauté prospérer. Et merci à mon équipe fantastique chez Stripes, qui a travaillé si dur pour favoriser la joie (et l'hydratation).

Mes amis et ma famille ont tous fait preuve d'une patience exemplaire tout au long de ce chemin. Je suis sûre que je les ai rendus un peu fous à force de chercher des histoires de ménopause et de vérifier de manière obsessionnelle le ton des miennes avec eux encore et encore. Ma filleule, Stella Baker, a même fait office d'assistante pendant un temps.

Ma mère, qui continue de m'inspirer par son esprit vif, son courage et sa force.

Billy : merci pour ton cœur ouvert, ta compréhension et ta générosité à me laisser raconter des histoires intimes dans ce livre. Tu es mon autre moitié, doux, apaisant et sage. Ta compassion et ta curiosité ont beaucoup aidé dans mon processus de guérison et de croissance. Tu es le meilleur choix que j'aie jamais fait, à part devenir mère.

Merci à Liev pour les deux plus beaux enfants, et pour m'avoir soutenue pendant ces années difficiles de luttes liées à la fertilité et à la périménopause.

À Sasha et Kai, merci de m'avoir mise à l'épreuve et de m'avoir aidée à grandir à chaque étape ! Tout cela m'a permis de mieux me comprendre et de trouver mon sens. Rien n'est plus beau que de vous regarder devenir vous-mêmes.

Enfin, merci à la communauté de femmes qui ont été prêtes à partager leurs histoires et à s'entraider à travers cette période de grands défis et d'un espoir encore plus grand.

BIBLIOGRAPHIE

Quelques ressources que je vous recommande si vous souhaitez en savoir plus…

Besser, Jen, (docteur), *La Bible du vagin. Vagin Vulve et cie : Faites enfin la différence entre mythologie et santé !*, éditions First, 2021 ; *Méonopause Manifesto : Fini les mythes et les malentendus sur la ménopause*, First, 2022

Di Blasio, Mirella, *Préménopause : Irritabilité, insomnies, bouffées de chaleur ou prise de poids*, éditions Eyrolles, 2019

Dweck, Alyssa, (docteur) et Westen, Robin, *Le Guide complet de vagin de A à Z*, Hachette, 2018

Huot, Isabelle, *Mieux vivre la ménopause grâce à l'alimentation et aux hormones*, éditions de l'Homme, 2023

Kune, Sophie, *Games is not ovaire : Apprivoiser sa ménopause pour mieux la vivre*, Marabout, 2023

Michel, Caroline, *C'est moi ou il fait chaud ? La ménopause sans tabou*, Leduc, 2019

Mouly, Michel, (docteur), *Ménopause, ne souffrez plus en silence : Les solutions qui vous donnent le pouvoir sur votre santé*, Leduc, 2024

Mouly, Michel, (docteur), *Ménopause, tout peut changer*, Pocket, 2023

Nagoski, Emily, *Je jouis comme je suis : Guide pour une sexualité féminine épanouie*, Leduc, 2021 ; *Pourquoi les femmes font des burn out : Le guide pour en finir avec le cercle infernal du stress*, Leduc, 2023

Poncey, Elise, *Ménopause : Accompagner naturellement le second printemps*, Souffle d'or, 2023

Stein, Miriam, trad. De Jenny Bussek, *Bouffées de chaleur : Briser le tabou de la ménopause*, Zones, 2023

Wilk, Katarina, *Périménopower : Le guide puissant qui accompagne le changement de la ménopause*, Jouvence, 2021

Composition
PRESS·PROD

Imprimé en Espagne
Dépôt légal : Février 2025
ISBN : 978-2-7499-6063-0
LAF : 3567